Thomas Köhler-Saretzki

Psychische Erkrankung und Elternsein in der Familienberatung

Eine Untersuchung zu den Auswirkungen elterlicher Belastung auf Bindung und Lebensqualität der Kinder

mit einem Beitrag über Resilienz von Prof. Dr. Albert Lenz

Psychiatrie Verlag

Thomas Köhler-Saretzki

Psychische Erkrankung und Elternsein in der Familienberatung

Eine Untersuchung zu den Auswirkungen elterlicher Belastung auf Bindung und Lebensqualität der Kinder

mit einem Beitrag über Resilienz von Prof. Dr. Albert Lenz

Thomas Köhler-Saretzki
Psychische Erkrankung und Elternsein in der Familienberatung
Eine Untersuchung zu den Auswirkungen elterlicher Belastung
auf Bindung und Lebensqualität der Kinder
mit einem Beitrag über Resilienz von Prof. Dr. Albert Lenz
1. Auflage 2021
ISBN 978-3-96605-000-5

Bibliografische Informationen der Deutschen Nationalbibliothek
Die Deutsche Nationalbibliothek verzeichnet diese Publikation in der
Deutschen Nationalbibliografie; detaillierte bibliografische Daten sind im Internet über
http://dnb.d-nb.de abrufbar.

1. Auflage

Umschlaggestaltung: GRAFIKSCHMITZ, Köln
Satz: Psychiatrie Verlag, Köln
Druck: KN Digital Printforce GmbH, Erfurt
Psychiatrie-Verlag im Internet: www.psychiatrie-verlag.de

Teil 2: Empirische Untersuchung

Teil 3: Diskussion

Zusammenfassung

Wie wirkt sich eine psychische Erkrankung auf die Ausübung elterlicher Aufgaben und Pflichten aus? Gibt es einen Zusammenhang zwischen einer hohen elterlichen Belastung bei psychisch gesunden und kranken Eltern und dem Bindungsmuster der Kinder? Und welchen Einfluss nimmt darauf hohe Resilienz im Sinne von subjektiv wahrgenommener Lebensqualität?

Das Forschungsprojekt »Psychische Erkrankung und Elternsein in der Familienberatung. Eine Untersuchung zu den Auswirkungen elterlicher Belastung auf Bindung und Lebensqualität der Kinder« versucht diese Fragen im Rahmen einer Untersuchung in einer Familienberatungsstelle zu beantworten.

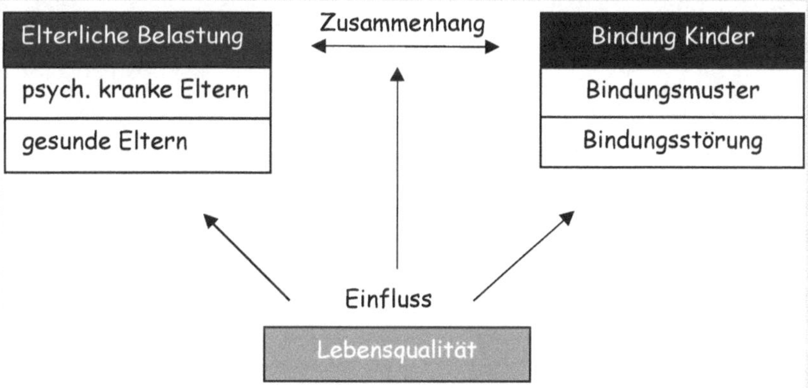

Abb. 1: Fragestellung der Untersuchung

Es zeigen sich deutliche Zusammenhänge zwischen elterlicher Belastung, psychischer Erkrankung und den Bindungsrepräsentationen der Kinder. Eine hoch eingeschätzte Lebensqualität wirkt dabei als Schutzfaktor sowohl bei der Elternbelastung als auch beim Ausmaß an Bindungssicherheit bei den Kindern.

Da eine permanent hohe Belastung vor allem bei psychisch kranken Eltern mit dysfunktionalem Erziehungsverhalten einhergeht und somit einen Risikofaktor für die Entwicklung und Bindungsfähigkeit der Kinder darstellt, ist ein möglichst frühzeitiges Erkennen unterschiedlicher Belastungsquellen hilfreich, um geeignete Unterstützungs- und Interventionsmaßnahmen anbieten zu können. Erziehungs- und Familienberatungsstellen sind, neben z. B. Hausärzten, aufgrund ihrer Niedrigschwelligkeit für viele Eltern und Kinder erste Anlaufstellen und könnten bei entsprechendem Know-how diese Aufgabe für die Zukunft noch mehr übernehmen.

Das Projekt wurde im Zeitraum September 2017 bis Mai 2020 durchgeführt. Die Teilnehmer waren KlientenInnen der Familienberatungsstelle der Christlichen Sozialhilfe Köln e. V. in Köln-Mülheim. Unterstützt wurde das Forschungsprojekt durch die Landesarbeitsgemeinschaft Erziehungsberatung NRW e. V., den Diözesancaritasverband Köln, die Eckhard Busch Stiftung Köln und die Marga Boll-Stiftung aus Kerpen. Die fachliche Begleitung wurde von Prof. Dr. Albert Lenz gewährleistet, Institut für Gesundheitsforschung und Soziale Psychiatrie (igsp) der Katholischen Hochschule Nordrhein-Westfalen (KatHo NRW).

Einleitung

Ein Kind zu erziehen kann eine aufregende und großartige Aufgabe sein. Für viele Eltern stellt dies aber auch eine hohe Herausforderung dar. Zu einer Belastung kommt es dann, wenn die Anforderungen permanent höher sind als die Möglichkeiten, die alltäglichen Aufgaben in der Versorgung, Erziehung und v. a. der Beziehung bewältigen zu können. Dabei gibt es unterschiedliche Ursachen für diese Anforderungen. Sie können in den Eigenschaften und Verhaltensweisen der Kinder, in den Charakteristika der Eltern oder auch in Kontextfaktoren liegen (Tröster, 2011).

Dies trifft v. a. für psychisch kranke Eltern zu, die aufgrund ihrer Erkrankung in der Regel noch deutlich größere Schwierigkeiten haben, die Verantwortlichkeiten des Elternseins erfolgreich bewältigen zu können. Vielen Familien mit nur einem psychisch erkrankten Elternteil stehen dabei sogar noch ausreichend abrufbare Ressourcen zur Verfügung. Bei mehreren erkrankten Mitgliedern in der Familie sind die Kräfte aber meist so erschöpft, dass weder Selbsthilfe möglich ist noch Unterstützung von außen angenommen werden kann. Die Ressourcen der Familien sind aufgebraucht und die Eltern geraten leicht in chronische und lang andauernde Überforderungssituationen, mit der Gefahr unzureichender Fürsorge, wenig feinfühliger Zuwendung, Vernachlässigung und dysfunktionalem Erziehungs- und Beziehungsverhalten. Die psychische Störung wird zu einer umfassenden Familienerkrankung (Kronmüller, 2016), die aber nicht als solche behandelt wird. Bezüglich der Auftretenshäufigkeit psychisch kranker Eltern und ihrer Kinder gibt es mittlerweile ausreichend verlässliche Daten. Etwa 3.000.000 Kinder erleben im Verlauf eines Jahres einen psychisch erkrankten Elternteil. Davon ca. 500.000 einen schwer Erkrankten und etwa 175.000 Kinder machen jährlich die teilweise sehr belastende Erfahrung eines abrupten stationär psychiatrischen Aufenthaltes eines Elternteils (Mattejat et al., 2008). Die Hälfte der kinder- und jugendpsychiatrisch behandelten Kinder haben einen psychisch kranken Elternteil und zwischen 10 und 30 % der stationär psychiatrisch behandelten PatientInnen sind Eltern minderjähriger Kinder (Schmid et al., 2008).

Die Kinder in den betroffenen Familiensystemen werden mit erzieherisch belasteten und überforderten Eltern konfrontiert, die ihre kindlichen Bedürfnisse nicht mehr ausreichend wahrnehmen, richtig deuten und angemessen beantworten können. Es erhöhen sich die Wahrscheinlichkeiten für unsichere und hochunsichere Bindungsmuster bei den Kindern, ihre Lebensqualität sinkt.

Dabei spielen spezifische Diagnosen bei den Eltern dahingehend eine Rolle, dass sie vor allem einen Einfluss auf die Schwere und Dauer der Erkrankung haben.

Neben dem Erkrankungsbeginn, der Anzahl der Krankheitsepisoden, im Wechsel mit symptomfreien Perioden und der Rückfallhäufigkeit ist vor allem der Bewältigungsstil ein entscheidendes Kriterium für eine gesunde (Bindungs-) entwicklung der Kinder (Lenz, 2011).

Die Kauai-Längsschnittstudie von Emmy Werner (Werner et al., 2001), die klassische Minnesota-Studie über Risiko und Anpassung von der Geburt bis ins Erwachsenenalter von Alan Sroufe (Sroufe et al., 2005) und die deutsche Mannheimer Risikokinderstudie (Laucht et al., 2002) konnten Risikofaktoren klar und eindeutig extrahieren. Diese sind z. B. eine emotionale Instabilität der Mutter, belastende Lebensereignisse in Verbindung mit geringen Bewältigungsfähigkeiten, geringe soziale Unterstützung sowie Intelligenzeinschränkungen. Weiterhin zeigte sich ein Kumulationseffekt, d. h. dass sich beim Vorliegen mehrerer psychosozialer Risikofaktoren und ungünstiger sozioökonomischer Lebensumstände (geringes Bildungsniveau der Eltern, familiäre Disharmonie und elterliche Psychopathologie), die Rate klinischer Auffälligkeiten und früh einsetzender aggressiver Verhaltensweisen bei den Kindern erhöhte (Kindler, 2011).

Auf der anderen Seite belegen diese Studien aber auch den immensen Einfluss von Resilienz. Es konnte gezeigt werden, dass trotz extremer Belastungen Schutzfaktoren gegen die vorhandenen psychosozialen Risiken wirken können. Darunter fanden sich positive mütterliche Erziehungsfähigkeit und Interaktion mit dem Säugling bzw. Kleinkind, frühe bejahende Beziehungserfahrungen, das Vorhandensein mindestens einer stabilen und verlässlichen Beziehung zu einem Erwachsenen und unterstützende Partnerschaft. Darüber hinaus sind aufseiten des Kindes ein freundliches, sozial interessiertes Temperament und ein positives Selbstbild des Kindes förderlich.

Die wissenschaftlichen Befunde der Resilienzforschung unterstützen die systemisch geprägte Haltung in Erziehungs- und Familienberatungsstellen, den Blick von den Problemen und Symptomen mehr auf die persönlichen, sozialen und vor allem familiären Ressourcen zu lenken, diese herauszuarbeiten und zu stärken. Dabei ist es hilfreich, die bereits vorhandenen Stärken und Ressourcen in den Familien zu nutzen und darauf aufzubauen nach dem Motto: Man lernt leichter was schon da ist und was man schon kann, als etwas völlig neu zu erlernen.

Teil 1: Begriffe, Grundlagen, Konzepte und Erklärungen

1 Elterliche Belastung

Elterliche Belastung ist eine spezifische Form von Stress. Sie entsteht, wenn Eltern mit Erziehungs-, Betreuungs- und Versorgungsaufgaben konfrontiert werden, die ihre verfügbaren Ressourcen zur Bewältigung dieser Aufgaben permanent überbeanspruchen (Tröster, 2011). Im Lauf der Zeit kommt es dann zu einer zunehmenden Diskrepanz zwischen den alltäglichen Aufgaben der Kindererziehung und den vorhandenen Möglichkeiten, diese Aufgaben zufriedenstellend erledigen zu können. Die Folgen können sein: dysfunktionales Erziehungs- und Beziehungsverhalten mit Störungen der Eltern-Kind-Interaktion, strafende und wenig wertschätzende Erziehungspraktiken, Fehlen von Werten und Normen in der Erziehung, disharmonisches Familienklima, kritisch gespannte Partnerschaft und schließlich eine unsichere Bindungsentwicklung bei den Kindern.

Bei hoher und chronischer Belastung besteht sogar die Gefahr, dass die Eltern eine Betreuung, Versorgung und Förderung grundsätzlich nicht mehr gewährleisten können mit der Folge von kindeswohlgefährdendem Verhalten, wie z. B. Vernachlässigung und Kindesmisshandlung.

Tröster (2011) unterscheidet zwischen zwei Hauptquellen elterlicher Belastung: Belastungsquellen des Kindbereiches und Belastungsquellen im Elternbereich. Ursprung dieses Konzeptes ist das Parenting Stress Model (Abidin, 1995). Die subjektiv erlebten Anforderungen kommen aus einem oder beiden Bereichen und können die Ressourcen der Eltern auf unterschiedliche Art und Weise beanspruchen. Dabei handelt es sich aber nicht um voneinander unabhängige Bereiche. Abidin geht davon aus, dass eine Wechselwirkung zwischen den Komponenten und der elterlichen Belastung besteht und sich die einzelnen Belastungsquellen wechselseitig beeinflussen. So wirkt sich z. B. eine gesundheitliche Einschränkung der Eltern sowohl auf die Partnerbeziehung als auch auf das elterliche Kompetenzerleben oder die Akzeptierbarkeit auf der Kindebene aus. Dies hat einen Einfluss auf die elterliche Belastung. Und diese wiederum verstärkt oder hält zumindest aufrecht die depressive Verstimmung der Eltern und führt dazu, dass die Kinder die wechselnde Stimmungslage übernehmen.

Das in der Untersuchung verwendete Fragebogenverfahren Elternbelastungsinventar (EBI) baut auf dem beschriebenen Modell auf.

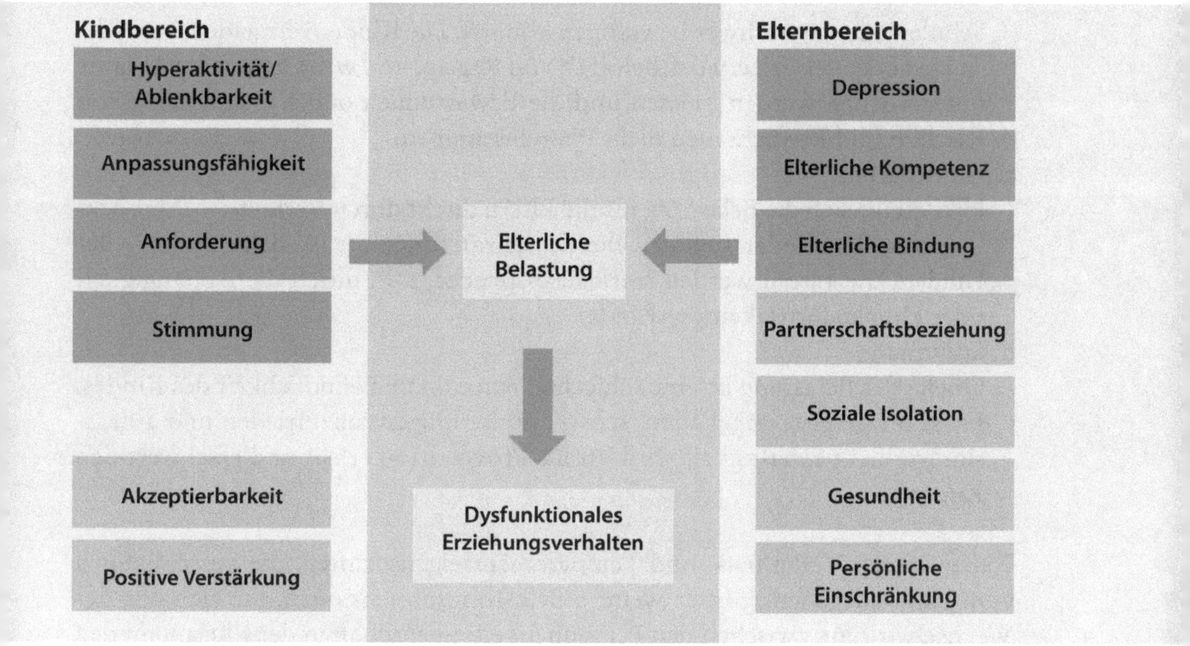

Abb. 2: Kind- und elternbezogene Belastungsquellen (nach Tröster 2011)

1.1 Kindbezogene Belastungen

Die kindbezogenen Belastungen sind spezielle Eigenschaften und Verhaltensweisen des jeweiligen Kindes, welche die Eltern vor große Herausforderungen stellen.

Der Kindbereich enthält sechs Subskalen. Vier dieser Belastungsquellen des Kindbereiches beziehen sich auf das spezifisch kindliche Verhalten, zwei auf die Wechselwirkung zwischen kindlichen und elterlichen Charakteristika und Verhalten.

Zu den Belastungsquellen, die vorwiegend durch das Verhalten und die (Persönlichkeits-)Eigenschaften des Kindes ausgelöst werden zählen:

a. Ablenkbarkeit/Hyperaktivität
Die Belastung für die Eltern kommt durch das überaktive und aufmerksamkeitsgestörte Verhalten des Kindes. Motorische Unruhe, sprunghaftes Verhalten, gekoppelt mit geringer Impulskontrolle, Schwierigkeiten, Aufgaben selbstständig zu Ende zu bringen und Anweisungen zu befolgen, erfordern von den Erziehungssorgeberechtigten ein hohes Maß an Führung und Grenzsetzung mit erhöhter Ressourcenbeanspruchung.

b. Anpassungsfähigkeit
Hohe Werte auf dieser Skala bedeuten, dass Eltern durch Kinder belastet sind, die sich schlecht an Veränderungen anpassen und Entwicklungsschritte (z. B.

Schuleintritt) nur schwer bewältigen können. Die Kinder vermeiden Anforderungen oder verweigern das Befolgen von Regeln, v. a. wenn gewohnte Abläufe unterbrochen werden müssen und die Erwartungen und Vorstellungen von Kindern und Erwachsenen nicht übereinstimmen.

c. Anforderung
Hier ergibt sich die Belastung für die Eltern direkt durch Verhaltens-/Entwicklungsprobleme oder funktionelle Einschränkungen (z. B. Behinderung) der Kinder. Die Eltern werden stark beansprucht, z. B. durch die Abhängigkeit oder Hilfsbedürftigkeit der Kinder.

d. Stimmung
Quelle der Belastung ist eine schlechte, emotionale Befindlichkeit des Kindes. Es ist oft gereizt, ungehalten, schwer zu beruhigen, unzufrieden und aufsässig. Die Launenhaftigkeit wird oft als Provokation erlebt und erschwert den Zugang.

Neben diesen Verhaltens- und Temperamentseigenschaften, die ausschließlich vom Kind ausgehen, gibt es weitere Belastungsdimensionen, die sich aus der Wechselwirkung zwischen den Persönlichkeitseigenschaften der Eltern und den Charakteristika der Kinder ergeben.

e. Akzeptierbarkeit
Ursache der elterlichen Belastung ist hier die Abweichung zwischen den Vorstellungen der Eltern und dem tatsächlichen Verhalten bzw. Merkmalen des Kindes. Dies hat zur Folge, dass es den Eltern schwerer fällt, eine tragfähige, positive Beziehung und zugewandte Haltung zu ihrem Kind herzustellen und im Alltag aufrechtzuerhalten.

f. Positive Verstärkung der Eltern
Die Eltern sind belastet durch einen Mangel an positiven Gefühlen im Miteinander und einer fehlenden Bereitschaft, sich mit den Bedürfnissen des Kindes auseinandersetzen zu können.

1.2 Elternbezogene Belastungen

Mit elternbezogenen Belastungen sind Beeinträchtigungen elterlicher Funktionsbereiche gemeint, die in den Eltern selbst liegen, wie z. B. das eigene Erleben unzureichender elterlicher Kompetenz oder auch fehlende Unterstützung in der Partnerbeziehung. All diese Belastungsquellen verringern die Ressourcen, die den Eltern zur Bewältigung der Erziehungs- und Betreuungsaufgaben zur Verfügung stehen. Sie bewirken eine Überforderung, was zu dysfunktionalem Erziehungsverhalten führt.

Bei den Belastungen im Elternbereich werden insgesamt sieben Dimensionen aufseiten der Eltern unterschieden. Es handelt sich um Einschränkungen elterlicher Funktionen, die bei der Erziehung und Betreuung des Kindes beansprucht werden.

a. Depression
Quelle des elterlichen Stresses ist eine eingeschränkte emotionale Verfügbarkeit infolge negativer Kognitionen und Emotionen (z. B. Selbstzweifel, Schuld- und Schamgefühle). Den Eltern fällt es schwer, die notwendige Energie aufzubringen, sich auf ihr Kind einzulassen.
b. Elterliche Kompetenz
Die Eltern zweifeln an ihren Fähigkeiten, die Anforderungen in der Erziehung und Betreuung eines Kindes bewältigen zu können. Sie fühlen sich schnell überfordert, v. a. beim Treffen von Entscheidungen. Dies resultiert zum einen aus mangelnden Kenntnissen und Fertigkeiten, zum anderen aber aus Schwierigkeiten mit dem Kind in der Vergangenheit.
c. Elterliche Bindung
Ursprung der Belastung ist eine distanzierte Beziehung zum Kind, die sich z. B. in einer unzureichenden emotionalen Eltern-Kind-Interaktion oder auch einer gravierenden Unsicherheit zeigt, die Bedürfnisse des Kindes richtig einschätzen, wahrnehmen und adäquat darauf reagieren zu können.

Vier weitere Belastungsquellen des Elternbereiches betreffen Kontextfaktoren, die bei der Bewältigung von Anforderungen in Erziehung und Betreuung des Kindes beansprucht werden.

d. Soziale Isolation
Die Eltern sind, wenn überhaupt, nur punktuell in ein soziales Netzwerk integriert und erfahren dadurch wenig organisatorische, informative und vor allem emotionale Hilfestellung und damit Entlastung im Alltag. Sie können bei der Bewältigung ihrer Aufgaben und Probleme nicht auf ein stabiles hilfreiches Umfeld zurückgreifen.
e. Partnerbeziehung
Die Belastung resultiert aus einer mangelnden Unterstützung in der Partnerbeziehung. Dies zeigt sich im Alltag z. B. in einem eingeschränkten, kommunikativen Austausch untereinander oder in vermehrten Konflikten.
f. Gesundheit
Die besondere Anstrengung ergibt sich aufgrund von Schwierigkeiten der körperlichen und psychischen Leistungsfähigkeit aufseiten der Eltern.
g. Persönliche Einschränkung
Die Eltern nehmen aufgrund der Aufgaben und Pflichten der Elternrolle eine Beschränkung ihrer persönlichen Lebensführung wahr. Sie erleben einen Verlust von Unabhängigkeit, können ihre Bedürfnisse nicht so wahrnehmen wie sie möchten und ihre Ziele verfolgen.

Die eltern- und kindbezogenen Belastungsquellen in den verschiedenen Entwicklungsstadien (Kindergarten, Schulalter, Pubertät, usw.) stellen neben vielen weiteren Aufgaben ein Kernthema der alltäglichen Arbeit in Erziehungs- und Familienberatungsstellen dar und nehmen einen großen Raum in deren Aufgabenspektrum ein.

2 Psychische Erkrankungen und Elternsein

Da mehr psychisch kranke Mütter (ca. 50 %) mit ihren Kindern zusammenleben als Väter (ca. 25 %) bedeutet dies, dass die Lebenswelten von Kindern mit psychisch erkrankten Müttern häufiger und unmittelbarer betroffen sind und in der Vergangenheit auch der Grund dafür war, dass bei der Durchführung wissenschaftlicher Studien über eine lange Zeit hinweg eine deutliche Überrepräsentation von Müttern vorherrschte. Dies hat sich inzwischen verändert. Die kompensierende Rolle eines gesunden bei Bedarf Verantwortung für die Kinder übernehmenden Vaters ist inzwischen gut belegt (JUNGBAUER, 2016). Deshalb wurden in diese Untersuchung auch die Väter mit einbezogen, obwohl für diese im Elternbelastungsinventar keine Normen vorlagen.

Wenn psychische Erkrankungen bei Eltern in den Blick genommen werden, stehen meist die Folgen und Auswirkungen auf die Kinder und das Familiensystem im Focus. Darunter fallen z. B. die hohe vererbliche Vulnerabilität, die soziale Isolierung der Familien, die Tabuisierung und Stigmatisierung oder das in so gut wie allen psychisch kranken Familien auftretende Phänomen der Parentifizierung der Kinder.

Dies stellt auch das primäre Aufgabengebiet der Erziehungs- und Familienberatungsstellen in diesem Zusammenhang dar und es liegen dazu inzwischen zahlreiche wissenschaftliche Studien, Ratgeber (vgl. u. a. LENZ, 2019 a, b) und auch sonstige Publikationen, wie z. B. Fachbilderbücher (vgl. u. a. KÖHLER-SARETZKI et al., 2019) vor. Den subjektiv wahrgenommenen Belastungen der Eltern bei der Ausübung ihrer elterlichen Aufgaben und Pflichten, die durch das Vorliegen einer psychischen Erkrankung verstärkt werden, wurden zumindest in wissenschaftlichen Untersuchungen bislang aber relativ wenig Beachtung geschenkt.

2.1 Exkurs: Psychische Erkrankungen bei Eltern und Sorgerecht

Wenn das Thema Elternsein und elterliche Belastungen bei psychischen Erkrankungen wissenschaftlich beleuchtet wird, geht es häufig um die subjektiv wahrgenommene (und objektiv tatsächlich bestehende) Bedrohung durch den Entzug des Sorgerechts. Ein solcher Schritt ist fast immer mit einer massiven Verschlechterung der Symptomatik und vermehrter Stressbelastung bei den Eltern und negativen emotionalen Folgen für die Kinder verbunden. Dabei stellt eine psychische Erkrankung eines Elternteils als solche aus juristischer Perspektive keinen Grund für die Nichtausübung der elterlichen Sorge dar. Behinderungen und (psychische) Krankheiten gehören nach einem Beschluss des Bundesverfassungsgerichtes von 1982 zu den Lebensumständen, die ein Kind als schicksalhaft hinzunehmen hat (BVerfG 1982 in: NJW 1982, 1379; FamRZ 1982, 567). Sie rechtfertigen also noch keinen Eingriff in das elterliche Sorgerecht. Außerdem ist eine Trennung des Kindes von seinen Eltern nur zulässig, wenn andere in Kooperation mit den Eltern erarbeitete Maßnahmen nicht mehr ausreichen, um eine Kindeswohlgefährdung nach § 8a Kinder- und Jugendhilfegesetz KJHG abzuwenden. Ob Eltern ihre Aufgaben zum Wohle des Kindes wahrnehmen können, hängt also nicht von der Krankheit, sondern von ihrem konkreten Verhalten ab. Allerdings unterliegt dieses Verhalten natürlich dem Einfluss der psychischen Störung und deshalb stellen psychisch kranke Eltern eine besondere Risikogruppe für eine Kindeswohlgefährdung dar, mit einem zwei- bis fünffach erhöhten Risiko für Kindesmisshandlung (LENZ, 2019a). Demzufolge ist auch bei 30 % aller Sorgerechtsentzüge eine psychische Erkrankung eines Elternteils festzustellen (MÜNDER et al., 2000).

Man kann festhalten, dass eine psychische Krankheit der Eltern bzw. eines Elternteils zumindest ein Risikofaktor für eine Sorgerechtseinschränkung ist. Das Problem ist dabei weniger die Art der Erkrankung, sondern die psychosozialen Folgen und Belastungsfaktoren, die daraus resultieren. Besonders bedeutend ist das Maß der subjektiv erlebten Belastung. Je gestresster Eltern sind, desto größer wird das Risiko einer Kindeswohlgefährdung (LENZ, 2019b). Die Risikofaktoren im individuellen, familiären und sozialen Bereich haben zudem die Tendenz zu kumulieren und können auch durch eventuell vorhandene Ressourcen nur unzureichend kompensiert werden. Wegen der psychischen Krankheit sind bei den betroffenen Familien die Ressourcen ohnehin entweder zu schwach ausgeprägt, generell nicht verfügbar oder in dem jeweils benötigten Moment nicht abrufbar.

Nun sind aber auch Kinder nicht als reiner Adressat elterlichen Verhaltens zu sehen. Vielmehr entstehen Kindeswohlgefährdungssituationen in interaktiven Prozessen. Sie werden ausgelöst sowohl durch elternbezogene Charakteristika und Verhaltensweisen und psychosoziale Kontextfaktoren als auch durch kindbezogene Merkmale und Verhaltensdispositionen (TRÖSTER, 2011). Dabei stellt aufgrund der physischen und psychischen Abhängigkeit, der geringen Kontrollmöglichkeiten ihrer Gefühle und der körperlichen Unterlegenheit das Baby- und Kleinkindalter eine besonders vulnerable Phase dar (LENZ, 2019c). Weitere kritische Zeitpunkte sind die Entwicklungsschritte im dritten und achten Lebensjahr, wo das Kind nach mehr Autonomie strebt. Es hat sich gezeigt, dass psychisch kranke Eltern aufgrund ihrer höheren Stressempfindlichkeit und Belastung damit nicht adäquat umgehen können (BENDER & LÖSEL, 2016).

2.2 Psychische Erkrankungen elterliche Belastungen

Psychische Störungen bei Eltern sollten aber nicht nur in Zusammenhang mit Sorgerechtsauseinandersetzungen betrachtet werden. Die Mehrzahl der betroffenen Familien wird nämlich gar nicht auffällig und bewegt sich somit unter dem *Kontrollradar* der Institutionen Schule, Kita, Jugendhilfe und schließlich des Familiengerichts. Trotzdem suchen die Familien mit einer subklinischen Symptomatik und hohem alltäglichen Belastungslevel Hilfe und Unterstützung in Familienberatungsstellen.

Der Druck und die Anspannung, welche die jeweiligen Erkrankungen mit sich bringen, beeinflussen sowohl den unbeschwerten und zugewandten Umgang mit den Kindern als auch die Ausübung der elterlichen Aufgaben der Erziehung und Betreuung. Dabei zeigt sich häufig eine stark verringerte Empathiefähigkeit und emotionale Verfügbarkeit, die sich in einer eingeschränkten Interaktion mit den Kindern äußert. Je nach Art und Schwere der Erkrankung ist bei Müttern vor allem das feinfühlige Verhalten, Blickkontakt, Lächeln, Sprechen, Imitieren, Streicheln usw. im Säuglings- und Kleinkindalter betroffen. Sie verhalten sich irritierend oder sogar angstauslösend, wenn die Kinder sich mit ihren Bedürfnissen an sie wenden. Oder ihre die Wahrnehmungsfähigkeit ist so eingeschränkt, dass die Kinder massive Signale aussenden müssen, um wahrgenommen und z. B. getröstet zu werden (Dietzel, 2016).

Im Kindergarten- und Grundschulalter berichten psychisch kranke Eltern häufig davon, dass sie ihre Kinder als besonders schwierig wahrnehmen und sie sich durch deren Verhalten besonders belastet fühlen. Ein Grund dafür könnte unter anderem der nur begrenzt mögliche sprachliche Austausch in dieser Zeit sein. Die Eltern haben Probleme, sich gegenüber ihren Kindern durchzusetzen und klare Grenzen zu setzen. Sie reagieren überängstlich, geben zu wenig Erlaubnis und Möglichkeiten für das Ausleben expansiven Verhaltens und loben zu wenig oder zu statisch. Dadurch ist so gut wie immer das Selbstwertgefühl der Kinder betroffen.

In der mittleren Kindheit und Jugend wiederum werden die Kinder nicht selten in die elterlichen Probleme und Konflikte einbezogen und mit der Übertragung teils altersinadäquater Aufgaben überfordert. Es fehlt aufgrund der krankheitstypischen Begrenzungen die Identifikation und Vorbildfunktion für die Kinder und die Eltern sind mit den altersspezifischen Entwicklungsaufgaben, wie z. B. der Autonomieentwicklung überfordert (Mattejat & Remschmidt, 2008).

Das folgende heuristische Modell veranschaulicht die der Fragestellung dieser Forschungsarbeit zugrunde liegenden Überlegungen zum Zusammenhang zwischen der psychischen Erkrankung bei den Eltern, erhöhter Belastung in der

Erziehung und Beziehung, den Bindungsrepräsentationen und die Lebensqualität bei den Kindern.

Eine psychische Erkrankung eines Elternteils stellt eine besondere Last für die ganze Familie dar mit folgenschweren Auswirkungen auf das Stress- und Kompetenzerleben bei der Ausübung elterlicher Pflichten und Aufgaben. Die Fähigkeit, mit alltäglichen Belastungen konstruktiv umzugehen, nimmt drastisch ab, die interaktionale Wahrnehmung wird verzerrt, das Familienleben als besonders anstrengend erlebt und die betroffenen Eltern haben Probleme, eine ausreichende (emotionale) Versorgung und adäquate Erziehungspraktiken zu gewährleisten. Die Überforderung chronifiziert sich und wirkt negativ verstärkend oder zumindest aufrechterhaltend auf die psychische Erkrankung der Eltern. Es entsteht ein emotional negativ aufgeladener Teufelskreis mit einem Familienklima, das geprägt ist von Kritik, Vorwürfen, verbalen Verletzungen und Feindseligkeit.

Dies hat vor allem Auswirkungen auf die feinfühlige Beziehungsgestaltung und das Angebot einer konstanten ausreichend sicheren Basis für die Kinder. Kinder werden in ihren Bindungserwartungen verunsichert. Gleichzeitig kann aber trotz vorhandener Belastungen bei den Eltern und in der Familie und trotz fehlender Bindungssicherheit bei den Kindern eine subjektiv wahrgenommene hohe Lebensqualität in verschiedenen Bereichen (Schule, Gesundheit, andere Kinder) resilient wirken und sowohl die erlebten Anforderungen an die Eltern senken als auch die Vorstellungen in den Kindern stärken, dass die Welt ein unbeschwerter und sicherer Ort mit hilfreichen Menschen sein kann.

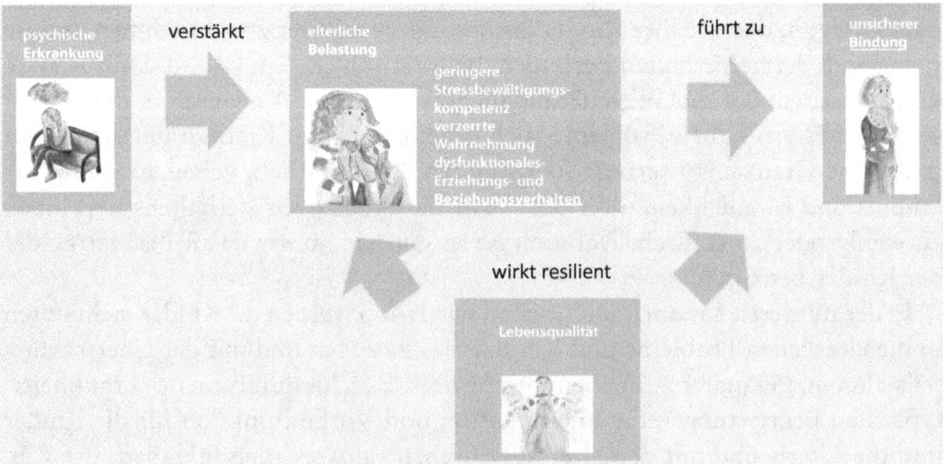

Abb. 3: Modell: Psychische Erkrankung, elterliche Belastung, Bindung und Lebensqualität

Psychisch kranke Eltern machen sich zum einen große Sorgen darüber, dass ihre Kinder wegen eines erhöhten genetischen Risikos selbst psychisch erkranken könnten. Zum anderen sind in den Familien fast alle wichtigen psychosozialen Belastungsfaktoren, die das Erkrankungsrisiko für psychische Störungen für die Kinder erhöhen, überrepräsentiert, v. a. sozioökonomische und soziokulturelle Aspekte wie z. B. Armut, unzureichende Wohnverhältnisse, soziale Isolation, Stigmatisierung der Familie. Weiterhin herrscht häufig ein niedriger Ausbildungsstand bzw. Berufsstatus der Eltern und Arbeitslosigkeit vor. Die Kinder erleben nicht selten einen Verlust von wichtigen Bezugspersonen, insbesondere eines Elternteils und in den Familien besteht ein zwei- bis fünffach erhöhtes Risiko für Vernachlässigung, Misshandlung und sexuellen Missbrauch (Mattejat & Remschmidt, 2008). Das direkte Erkrankungs-/Gefährdungsrisiko der Kinder steigt also mit einer psychischen Erkrankung der Eltern und den damit verbundenen psychosozialen Belastungen in der Familie (Vostanis et al., 2006; Wille et al., 2008).

Hinzu kommt, dass die Partner von Menschen mit psychischen Erkrankungen selbst oft unter einer psychischen Störung leiden. Sie können die bestehende Stressbelastung nicht abfedern bzw. die Einschränkungen des Partners oder der Partnerin im Umgang mit den kindlichen Bedürfnissen nicht ausgleichen (Hearle et al., 1999; Remschmidt & Mattejat, 1994).

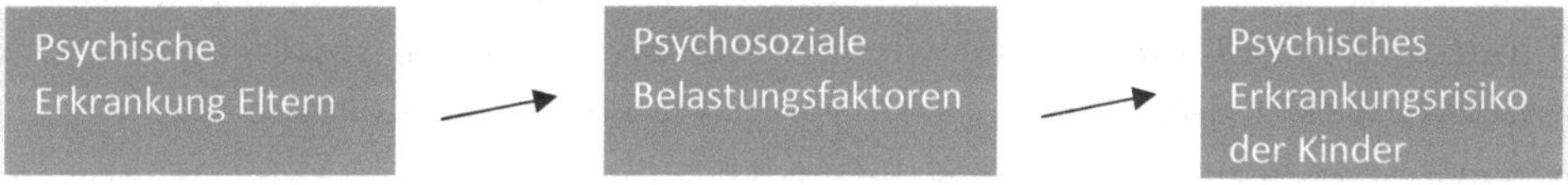

Abb. 4: Auswirkung psychosozialer Belastungsfaktoren auf das Erkrankungsrisiko der Kinder

Trotzdem werden professionelle Hilfen aufgrund von Scham, Schuldgefühlen, Angst vor Stigmatisierung und der Angst vor Entzug des elterlichen Sorgerechts häufig nicht aufgesucht. »*Wenn nämlich aus der Angst heraus, dadurch ins Visier des Jugendamtes zu geraten, notwendige Hilfen zur Erziehung nicht in Anspruch genommen werden, verstärkt dies die subjektiv erlebte Überforderung der Eltern, was wiederum die Wahrscheinlichkeit für die kindlichen Entwicklungsprobleme und eine Belastungseskalation weiter erhöht.*« (Jungbauer, 2016, S. 25).

Hinzu kommt eine mangelnde Kenntnis bestehender Hilfsangebote. In einer der wenigen Untersuchungen zu dem Thema wurde von Schmid et al. (2008) festgestellt, dass ca. 50 % der erkrankten Eltern trotz hoher elterlicher Belastung und psychisch auffällig eingeschätztem Verhalten ihrer Kinder sowohl auf eine eigene stationäre psychiatrische Behandlung als auch auf eine kinder- und jugendpsychiatrische Unterstützung verzichten. Die Gründe hierfür sehen die Autoren in einer Überforderung der Eltern, selbstständig geeignete Hilfen einleiten zu können, in einem Informationsmangel über mögliche Hilfen, in der Unzufriedenheit über die Versorgungslage der Kinder bei einer stationären Behandlung und in spezifisch vorherrschenden Ängsten bei den betroffenen Eltern, die Kinder könnten ihnen aufgrund der Erkrankung weggenommen werden. Dies wird bestätigt durch eine Untersuchung von Dietzel (2016): Auf die Frage, warum sich die Familien trotz der schwierigen Lebenssituation keine Unterstützung holen, geben die meisten Betroffenen als Grund die tiefe Überzeugung an, dass das Bekanntwerden eines Hilfebedarfes unabwendbar zur Trennung von ihren Kindern führen würde. Von Geburt an seien die Freude und der Stolz über das Kind beeinträchtigt gewesen von der permanenten Angst um den Entzug des Sorgerechts und den Verlust ihres Kindes. Deswegen versuchen die Eltern, ihre Probleme so lange wie möglich zu verheimlichen und allein zu bewältigen. Sie wollen gute Eltern sein. Ausgeglichene, reflektierte Vorstellungen zum Elternwerden zu entwickeln, gelingt psychisch kranken Eltern dabei allerdings kaum (Deneke, 2016).

2.3 Spezifische Störungsbilder bei Eltern

So berichten Mütter mit psychischer Symptomatik bei gleichzeitig geringer Lebenszufriedenheit von mehr Verhaltensauffälligkeiten bei ihren Kindern (Köppe, 2001). Dies trifft vor allem auf Eltern mit depressiven Erkrankungen und kleinen Kindern/Babys zu, die dazu neigen, ihre Kinder übermäßig negativ zu betrachten (Eickhorst et al., 2017). Eltern mit Erkrankungen aus dem schizophrenen Formenkreis hingegen schätzen ihre Kleinkinder und deren (Entwicklungs-) Kompetenzen allzu positiv ein. In Phasen akuter Wahnsymptomatik besteht aber die Gefahr gefährdenden Verhaltens, da sie dann ihre Kinder als bedrohlich wahrnehmen können.

Bei Angst- und Zwangsstörungen lässt sich häufig ein (über-)behütender Erziehungsstil beobachten. Borderliner haben besondere Probleme damit, die emotionalen Signale ihrer Kinder richtig zu interpretieren. Hinzu kommen Schwierigkeiten der eigenen Gefühlsregulation mit impulsiven, emotionalen Ausbrüchen, die eine Bedrohung auch für das körperliche Wohl des Kindes darstellen können (Riedel, 2007).

Auch Eltern mit Traumata und (kleinen) Kindern stellen aufgrund ihrer angstgeprägten und damit oft nicht angemessenen Reaktionen auf kindliche Belastungsäußerungen eine besondere Risikogruppe dar.

Trotz nicht eindeutiger Befundlage gibt es Hinweise, dass Depressionen, Angststörungen und vor allem Borderline-Persönlichkeitsstörungen eher bei Misshandlungen durch Mütter vorliegen, während bei misshandelnden Vätern eher dissoziale Persönlichkeitsstörungen auftreten (Lenz, 2019b). Insgesamt scheinen persönlichkeitsgestörte Eltern tendenziell eher zu misshandeln, während psychotische und depressive Eltern eher vernachlässigen.

Die Kinder verhalten sich meist auffällig unauffällig und versuchen aus Angst um und vor ihren Eltern und um den Preis der Unbeschwertheit ihrer Kindheit, die Beziehung zu diesen unter allen Umständen aufrechtzuerhalten. Nun sagt die reine, psychiatrische Diagnose relativ wenig über die tatsächliche Ausprägung der Störung, das Selbstbild der betroffenen Person und vor allen Dingen nichts über den Umgang und die Bewältigung der Krankheit und ihre Folgen aus. Deshalb ist es sinnvoll, bei der folgenden Darstellung häufiger Erkrankungen im Erwachsenenalter die spezifischen Auswirkungen der jeweiligen Störung auf das Elternsein, die Familie und Kinder zu beleuchten, bevor in Kapitel 4 schließlich Resilienz als kompensierender Schutzfaktor für eine gesunde Entwicklung behandelt wird.

2.3.1 Depressive Eltern

Depressionen zählen zu den sogenannten affektiven Störungen. Mit einer Auftretenshäufigkeit von etwa 15 % gehören sie zu den häufigsten psychischen Erkrankungen bei Erwachsenen. Nach dem DSM-5 (Falkai et al., 2015) unterscheidet man leichte, mittelschwere und schwere Ausprägungen mit oder ohne wahnhaftem Bild. Die Erkrankungsrate bei Frauen ist doppelt so hoch wie bei Männern. Der Gipfel liegt zwischen 30 und 40 Jahren (Jacobi et al., 2014).

Depressionen können ein mannigfaltiges Bild zeigen. Zentrale Symptome äußern sich u. a. in ausgeprägter Traurigkeit, niedergeschlagener Stimmung, Antriebslosigkeit, einer erhöhten Müdigkeit und Kraftlosigkeit, Hoffnungs- und Interessenverlust. Häufig treten auch weitere Symptome auf, wie Angstzustände, Konzentrationsprobleme, geringer Selbstwert, Appetitlosigkeit, Gewichtsverlust, Schlafstörungen und Suizidgedanken. Etwa 10–15 % der Patienten mit wiederkehrenden Depressionen sterben durch Suizid (ICD-10, 2016). Der Verlauf einer depressiven Erkrankung ist unterschiedlich und reicht von einer einzelnen Erkrankungsphase über immer wiederkehrende Phasen von mehrtägiger bis mehrwöchiger Dauer, bis hin zu andauernden, chronischen Verläufen.

Eine elterliche Depression ist besonders bedeutsam, da sich die negativen Effekte besonders auf den Erziehungsstil und damit auf die Kinder und die ganze Familie auswirken und sich ggf. langfristig manifestieren. So fand Morel-Köhler (2004) in ihrer Untersuchung, dass eine pränatale Depressivität signifikant mit einer postpartalen Depressivität korreliert und Mütter mit negativen Erwartungen gegenüber sich selbst und ihrem zukünftigen Leben ihre Kinder als schlechter beruhigbar, motorisch aktiver und oppositioneller beschreiben. Nach der Geburt ist bei depressiven Müttern und ihren Kindern früh im Miteinander ein auffallend niedriges Aktivitätsniveau mit eingeschränktem Blickkontakt und reduziertem Sprechen zu sehen. Die depressive Symptomatik wirkt sich somit fast immer auf die Beziehung zum Kind aus und die Mütter haben fast immer das Gefühl, mit dem Baby nichts anfangen zu können (Trautmann-Villalba et al., 2019). Die Betroffenen können die Signale ihrer Kinder eingeschränkter und verzögerter wahrnehmen und reagieren negativer und ablehnender auf kindliches Verhalten. Die Beziehungsstörungen neigen zur Chronifizierung und die depressiven Eltern erleben sich als besonders unzureichend und schlecht. Ein eingeschränktes Interesse versuchen die Mütter durch zeitweilig besonders intensive Zuwendung und Überengagement zu überspielen. Darunter fallen übermäßig viele Kinderarztbesuche ebenso wie unbegründete Sorgen über die Entwicklung, das Wohlbefinden und die Gesundheit der Kinder. Diese Überbesorgnis löst bei den Kindern meist deutliche Verunsicherungen bis hin zu Angst und Wut aus.

Die Symptome einer Depression bei Müttern, v. a. während der Schwangerschaft und nach der Geburt gleichen grundsätzlich denen in anderen Lebensphasen. Es gibt aber auch einige Besonderheiten, wie z. B. die niedergeschlagene, traurige Stimmung mit fehlender Freude auf das Kind, Symptome von Fremdheit und Unfähigkeit, das Kind anzunehmen mit einer Störung der Bindung an das Kind, fehlende Liebesgefühle, Selbstzweifeel, vermindertes Selbstvertrauen und Schuldgefühle, nicht genügen zu können. Es sind stärkere Somatisierungen möglich und vermehrt aggressiv-gereizte Stimmungen, die sich sowohl gegen das Ungeborene als auch das Kleinkind richten können. Dies kann bis zu Zwangsgedanken reichen, dem Kind etwas anzutun oder sogar einem erweiterten Suizid. Dieses Gefühl der Fremdheit zum eigenen Kind ist meist ein sehr quälender Aspekt für die Frauen, weil das soziale Umfeld diese Gefühle nur schwer nachvollziehen und tolerieren kann. Der Belastungsbereich positive Verstärkung im Rahmen der elterlichen Belastung ist somit erhöht.

Abbildung 5 zeigt grafisch die Kriterien einer Depression mit ausgewählten Besonderheiten einer mütterlichen/väterlichen Depression: Bei Vorliegen von mind. zwei Hauptsymptome und zwei Zusatzsymptomen über mehr als zwei Wochen ist ein Hinweis auf Vorliegen einer Depression gegeben.

Obwohl die Prävalenzen für eine sogenannte postpartale Depression nach der Geburt mit ca. 7–15 % bei den Frauen nicht höher liegen als in anderen Lebensabschnitten, dürfte die Dunkelziffer aufgrund von Scham- und Schuldgefühlen doch weitaus höher sein (ICD-10, 2016). Wegen der emotionalen, hormonellen und körperlichen Veränderungen während der Schwangerschaft und der ersten Zeit danach ist die Erkrankung in dieser Lebensphase schwieriger festzustellen und zu behandeln. Dies ist neben der Stigmatisierungsangst und der Scham wahrscheinlich auch ein Grund, warum lediglich ca. 50 % der Betroffenen diagnostiziert werden.

Nicht zu verwechseln ist die postpartale Depression mit dem sogenannten Babyblues, bei dem es sich um eine erhöhte Sensitivität ohne klinische Relevanz handelt,

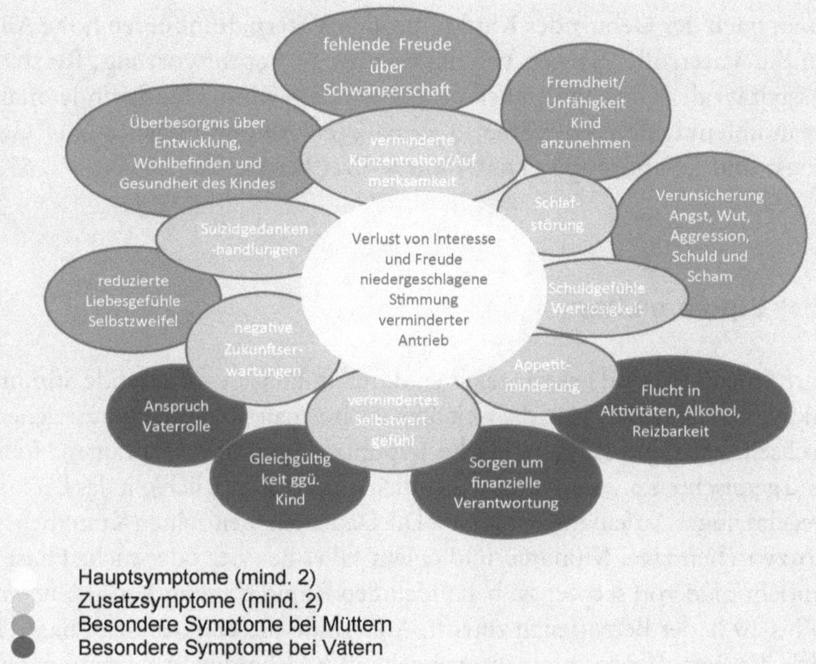

Abb. 5: Kriterien Depression mit Besonderheiten elterlicher Symptomatik

der in der Regel nach 14 Tagen wieder verschwindet. Der Babyblues kann 2 bis 14 Tage nach der Geburt bei ungefähr 70 % der Frauen in unterschiedlich hoher Symptomausprägung auftreten. Die Stimmungslage ist bei den Fragen extrem labil und schwankt zwischen Euphorie und Niedergeschlagenheit.

Im weiteren Entwicklungsverlauf zeigt sich, dass depressive Eltern in der Regel mehr Schwierigkeiten haben, eindeutige Regeln zu vermitteln und klare Grenzen durchzusetzen.

Die Kinder leiden vor allem unter den permanenten Stimmungsschwankungen, die sie auf sich selbst beziehen. Ihr spezifisches Erkrankungsrisiko ist um das 2- bis 4-Fache erhöht. Damit ist eine elterliche Despression der Hauptrisikofaktor für die Entwicklung einer depressiven Erkrankung beim Kind. Circa 40 % der Kinder mit einem und 70 % der Kinder mit zwei erkrankten Eltern entwickeln im Lauf ihres Lebens eine depressive Störung. Deutlich erhöht ist auch die Wahrscheinlichkeit für komorbide Erkrankungen. Circa 60 % von Kindern depressiv erkrankter Eltern entwickeln eine Angst- oder Panikstörung, eine Störung des Sozialverhaltens, haben Leistungsprobleme in der Schule, zeigen Suchtverhalten und vor allem Bindungsdefizite (Lenz, 2019 a).

Zum Schluss noch ein kurzer Blick auf die Väter. Die Depressionsrate wird bei ihnen auf 8 – 10 % geschätzt mit höchsten Prävalenzen zwischen dem 3. und

6. Monat nach der Geburt des Kindes. Bei den Vätern dominieren hohe Ansprüche an die Vaterrolle, Sorgen um die finanzielle Verantwortung, Reizbarkeit, Aggressivität oder Gleichgültigkeit gegenüber dem Kind. Häufig findet man eine Flucht in ablenkende Aktivitäten, übermäßigen Alkoholkonsum oder Gefühle der Angst und Erschöpfung (Trautmann-Villalba et al., 2019).

2.3.2 Bipolare Eltern

Bipolare Störungen sind gekennzeichnet durch in Phasen auftretende Stimmungs- und Aktivitätsschwankungen, die weit über ein normales Niveau hinausreichen. Dabei wechseln sich depressive, manische, hypomane (gering ausgeprägten Hochphasen) und gemischte Episoden ohne willentliche Kontrollmöglichkeit des Betroffenen in unregelmäßiger Aufeinanderfolge ab. Die Dauer einer einzelnen Krankheitsphase variiert zwischen zwei Monaten und einem Jahr. Bei vier oder mehr Phasen pro Jahr spricht man von schwer zu behandelnden Rapid Cycling Verläufen, was auf ca. 15 bis 20 % der Betroffenen zutrifft. Außerhalb dieser extremen Phasen befinden sich die Betroffenen in einem weitgehend herkömmlichen emotionalen und motivationalen Zustand, der im Ausnahmefall bis zu fünf Jahre anhalten kann. In den normalen Phasen sind aber trotzdem übermäßige Stimmungsschwankungen und ein hohes Maß an Stresssensibilität zu beobachten.

Bipolare Störungen sind eine lebenslange psychiatrische Krankheit mit einer Prävalenz in der Allgemeinbevölkerung bei etwa 1 bis 2 % (ICD-10, 2016). Die Zyklothymia als schwächer ausgeprägte Variante findet sich sogar bei bis zu 8 % der Bevölkerung. Der Erkrankungsgipfel liegt zwischen dem 15. und 19. Lebensjahr. Ersterkrankungen nach dem 35. Lebensjahr sind selten. Die Erstdiagnose erfolgt meist spät nach im Schnitt zehn Jahren Krankheit und kann nur unter Betrachtung des Langzeitverlaufes der Erkrankung gestellt werden. Vor allem die Bipolar II-Störung mit hypomanen Hochphasen ist schwer zu diagnostizieren, u. a. da die hypomanen Phasen in der Anamnese selten von sich aus erwähnt werden. Die Suizidrate der Bipolaren Störung liegt bei etwa 15 % (Bräunig et al., 2005).

Die Belastungen und Auswirkungen aufgrund einer Bipolaren Störung für die Betroffenen, die Familie und die Kinder sind enorm. Die häufigen Stimmungsschwankungen ohne äußere Auslöser und die rasche Ermüdbarkeit führen dazu, dass vor allem emotionale Situationen im Miteinander nur unzureichend bewältigt werden können und die Leistungsfähigkeit und elterliche Belastbarkeit immens beeinträchtigt sind.

Die Alltagsstruktur und -ordnung gerät durcheinander, es kann zu Vernachlässigungen des Haushalts, der Mahlzeiten und auch der Sorgfaltspflicht kommen und nicht zuletzt lässt der gestörte Tag-Nacht-Rhythmus des Erkrankten auch die Familienmitglieder nicht schlafen.

Meist dreht sich alles um das erkrankte Familienmitglied. Die Aufmerksamkeit, welche die Kinder im Gegensatz dazu bekommen, sinkt. Sie erhalten weder die benötigte Zuwendung noch ausreichend Lob oder Zuneigung. Die Bindungsstabilität zwischen Kind und Bezugsperson wird gefährdet, ihre Lebensqualität sinkt. Die Familien leiden häufig unter der Belastung einer sozialen Isolation, fühlen sich stigmatisiert, Spannungen und Streitigkeiten zwischen den Ehepartnern spitzen sich zu. Trotz der familiären Probleme ist die Situation noch schwieriger bei alleinerziehenden Elternteilen, da hier die Kinder noch mehr auf sich allein gestellt sind.

Des Weiteren häufen bipolar Erkrankte häufig Schulden an und in ca. 40 % der Fälle ist die berufliche Laufbahn so beeinträchtigt, dass die Betroffenen nach einer Krankheitsphase nicht wieder in der Lage sind, in den gewohnten Beruf und die gewohnte soziale Umgebung zurückzukehren. Schließlich werden die Probleme größtenteils tabuisiert und Konflikte nicht konstruktiv besprochen.

Noch fehlen aufgrund differierender Datenlagen je nach Studiendesign exakte Daten über die Anzahl bipolar erkrankter Eltern und ihrer Kinder. Gesichert ist aber z. B. der Befund, dass Bipolare mehr Kinder haben als schizophrene Eltern. Die Ursache für die hohe Kinderzahl könnte möglicherweise in einer gesteigerten sexuellen Aktivität während der manischen Phasen liegen. Bestätigt ist diese Theorie allerdings nicht (Trenschel, 2016). In der Schwangerschaft und nach der Geburt ist das Erkrankungsrisiko erhöht, was fast immer das Thema Medikamenteneinnahme während der Schwangerschaft mit sich bringt. Die elterliche Belastung nach der Geburt ist so hoch, dass es zu so aggressiv-feindseligem Verhalten gegenüber dem Kind kommen kann, dass es ratsam erscheint, manische Eltern in akuten Phasen nicht mit einem Kleinkind allein zu lassen (Dietzel, 2016).

In den manischen Phasen werden die Kinder mit massiver Angst, Kontrolle und abrupt wechselndem Kommunikationsverhalten seitens der Eltern aufgrund von euphorischer Stimmung im Wechsel mit starker Reizbarkeit konfrontiert.

Das Risiko der Kinder, selbst eine bipolare Störung zu entwickeln, wird fünf- bis siebenmal höher eingeschätzt als in der Normalbevölkerung. Die Gefahr für die Entwicklung einer affektiven Erkrankung ist etwa viermal so hoch (Bräunig, 2005). Kinder bipolarer Eltern scheinen aufgrund der vermuteten hohen genetischen Belastung erst später im Pubertätsalter zu erkranken. Problematisch ist, die Krankheit rechtzeitig zu erkennen: Zum einen zeigt sich im Kindes- und Jugendalter ein verändertes Symptombild im Vergleich zu Erwachsenen. Es fehlen eindeutige bipolare Symptome und es kommt zu großen Überlappungen mit anderen Erkrankungen. Zum anderen besteht ein großes Kenntnisdefizit bei Ärzten und sonstigen Fachkräften. Und schließlich fehlen altersentsprechende Diagnosekriterien und deutschsprachige kinderpsychiatrische diagnostische Leitfäden und Checklisten, besonders für die Manie (Bräunig et al., 2005).

Die Erkrankung übt meist nachhaltig negative Auswirkungen auf die Entwicklung der Persönlichkeit und der Lebensqualität der Kinder aus. So konnte z. B. in einer tschechischen Studie gezeigt werden, dass sowohl Schlafstörungen bei Kindern bipolarer Eltern häufiger auftreten als auch mit einer Reihe zusätzlicher Symptome, wie z. B. Kopfschmerzen, Müdigkeit einhergehen (Gerste, 2017). Oft treten bei den Kindern neben Problemen in der Schule, Überlastungssymptomen und körperlichen Erkrankungen auch ADHS-Symptome komorbid auf, die wiederum die Entwicklung einer späteren bipolaren Erkrankung begünstigen. Und schließlich berichten bereits erwachsene Kinder bipolarer Eltern retrospektiv von Gefühlen der Hilf- und Hoffnungslosigkeit, geringem Selbstwertgefühl und starken Schuldgefühlen. Ihre Lebenswelt ist geprägt von dem Thema Ausgrenzung durch andere Kinder. Sie schämen sich für das Verhalten ihrer Eltern, v. a. für die manischen Phasen, und haben Angst, verspottet zu werden. Und sogar noch im Erwachsenenalter fürchten sich die Betroffenen vor der Gewalt und den Selbstmordversuchen ihrer Eltern (Bräunig et al., 2005).

2.3.3 Angst- und zwangserkrankte Eltern

Angststörung ist ein Sammelbegriff für mit Angst verbundene psychische Störungen, deren gemeinsames Merkmal übermäßige, übertriebene Angstreaktionen beim Fehlen einer konkreten äußeren Bedrohung sind. Sie gehören mit einer Lebenszeitprävalenz von 15 % nach der Despression zu den zweithäufigsten psychischen Erkrankungen im Erwachsenenalter.

Bei den Angststörungen unterscheidet man:

- Panikstörung: unvorhersehbare, abrupt auftretende, ausgeprägte Angstattacken und körperliche Symptome wie Atemnot, Schweißausbrüche, Herzrasen mit einer Dauer von einigen Minuten bis zu zwei Stunden
- Generalisierte Angststörung: anhaltende, starke Besorgnis und Angst ohne konkrete Auslöser
- Spezifischen Phobien: Angst vor konkreten Situationen, Objekten oder Tieren. Unterkategorien sind hier die Agoraphobie mit einer Angst vor großen Plätzen oder Menschenansammlungen und die soziale Angststörung mit einer unverhältnismäßigen Angst vor sozialen Situationen, bzw. sich vor anderen zu blamieren

Frauen sind etwa doppelt so häufig betroffen wie Männer. Circa 14 % der Schwangeren leiden unter Angststörungen. Besonders betroffen sind Frauen unter 25, mit Angstvorerkrankungen und Migrantinnen (Deneke, 2016). Es besteht eine hohe Gefahr der Chronifizierung bei gleichzeitigem Auftreten weiterer psychischer Erkrankungen, v. a. Depressionen oder Suchterkrankungen, was den Verlauf und vor allem die Behandlung massiv erschwert und verkompliziert.

Angst- und Zwangssymptome haben die Neigung, sich auf die Lebensumwelt des Betroffenen auszuweiten. Bei Kindern von angsterkrankten Eltern ist die transgenerationale Weitergabe der Angststörung durch Modelllernen inzwischen nachgewiesen (Schreier et al., 2008). Das heißt, sie erlernen das ängstliche Verhalten und die Gewohnheiten ihrer Eltern durch Beobachtung und Nachahmung und werden somit zu ängstlichen Kindern, die sich nicht unbeschwert und frei entwickeln können. Ihr Risiko, selbst an einer Angststörung zu erkranken, ist in etwa um das 7-Fache erhöht (Bohus et al., 1998). Eine Angststörung dominiert das komplette Denken und Handeln, was bei betroffenen Elternteilen natürlich wiederum die ganze Familie betrifft. Charakteristisch für ängstliche Mütter ist, dass sie ihren Kindern kaum Freiraum lassen, aus Angst davor, sie könnten sich verletzten oder es könnte ihnen etwas zustoßen. Ein dem Entwicklungsalter unbeschwertes Spiel und zwanglose Kommunikation ist damit nicht gegeben. Den Kindern fehlen wichtige, empathisch begleitete explorative Erfahrungen wie Klettern, Schaukeln, mit andern spielen und streiten, bis hin zu körperlichen Erfahrungen wie frieren oder schwitzen, die aufgrund der Überfürsorglichkeit, Überstimulation, Einengung und ausgeprägten Kontrolle im Erziehungsverhalten der Eltern nicht erfahrbar werden. Wenn Grenzen überschritten werden, kommt es oft zu einer ausgeprägten, angstbesetzten oder auch aggressiven Kontrolle.

Bei einer Agoraphobie (Angst vor öffentlichen Plätzen) findet man häufig das Problem, dass die Eltern nicht mit ihren Kindern z. B. auf den Spielplatz oder Eis essen gehen können. Die Alltagsgestaltung mit dem Kind wird so ausgerichtet, dass nach Möglichkeit keine Situation vorkommt, in der Angst fühlbar wird. Die Kinder müssen mit diesen Entbehrungen leben, woraus Wut, Verzweiflung, Selbstvorwürfe, Hoffnungslosigkeit und Schuldzuweisungen resultieren können. Weiterhin findet man häufig motorische und sozial-emotionale Entwicklungsverzögerungen, Aggressionen, Probleme in der Schule und im sozialen Kontakt.

Zwangserkrankungen

Eine Zwangsstörung ist durch Zwangsgedanken und/oder Zwangshandlungen gekennzeichnet. Bei den Zwangsgedanken handelt es sich um wiederkehrende oder anhaltende Gedanken, sich aufdrängende Ideen, Vorstellungen oder Impulse meist aggressiver oder sexueller Natur wir z. B. Angst vor Verschmutzung, Tod oder sich im moralisch/religiösen Sinn zu »versündigen«. Diese können stark ängstigend und von massiven Scham- bzw. Schuldgefühlen begleitet sein.

Zwangshandlungen sind sich wiederholende Verhaltensweisen bzw. Handlungen, zu denen sich eine Person als Folge auf einen Zwangsgedanken oder aufgrund von streng zu befolgenden Regeln gezwungen fühlt (Falkai et al., 2015).

Zwangsgedanken und -handlungen verfolgen den intentionalen Zweck der Wiedergutmachung. Ein aktives Unterlassen der Zwangshandlungen (z. B. Wasch- und Kontrollzwänge) geht mit massiven Ängsten einher.

Zwangsgedanken und -handlungen bei Eltern (v. a. bei Müttern mit postpartalen Zwangsgedanken) beziehen sich häufig auf das Kind, wie z. B. aggressive Impulse dem Kind gegenüber, was als besonders leidvoll erlebt wird. Die Mütter haben Angst, ihrem Kind etwas anzutun, z. B. fallen lassen, ertränken, erstechen, sexueller Missbrauch. Oder es herrschen Gedanken vor, dass jemand anderes das Kind stehlen bzw. verletzen könnte. Interessanterweise werden Zwangsgedanken in der Regel nie umgesetzt. Meist versuchen die Frauen, ihre Gedanken durch Zwangshandlungen zu vermeiden bzw. zu kompensieren oder rituelle Handlungen einzuführen. Bei der Vermeidung von Zwangshandlungen kommt es zu einem *übertriebenen* Handeln, z. B. durch übermäßiges Reinigen des Kindes, ständiger Kontrolle, ob es noch atmet, kein Baden, Verstecken von Messern und Scheren oder die Windeln werden nicht gewechselt.

Die Kinder werden häufig in das System der Angst- und Zwangserkrankungen einbezogen, was eine massive Gefährdung der kindlichen Entwicklung mit sich bringen kann. Wie Ängste haben auch Zwänge die Tendenz, sich auf das nahe Umfeld auszuweiten. So neigen z. B. Eltern mit Reinigungszwängen dazu, dass ihre Kinder sich ständig duschen und waschen müssen.

Bei zwangserkrankten Eltern mit Babys und Kleinkindern findet man wie bei Eltern, die unter Ängsten leiden, ebenfalls häufig das Phänomen, dass sie die Möglichkeiten zur Exploration einschränken und angstvoll bis hin zu aggressiv kontrollierend bei Übertreten der gesteckten Grenzen reagieren (Dietzel, 2016).

2.3.4 Borderline bei Eltern

Annähernd 10 % der erwachsenen Gesamtbevölkerung sind von einer mehr oder weniger stark ausgeprägten Form einer Persönlichkeitsstörung betroffen. Von Persönlichkeitsstörungen spricht man, wenn im Vergleich zur Allgemeinbevölkerung deutlich abweichende, rigide, wenig korrigierbare, anhaltende Verhaltensmuster und starre Reaktionen auf soziale Situationen und in persönlichen Beziehungen vorliegen. Menschen mit einer Persönlichkeitsstörung neigen dazu, unter unterschiedlichen Bedingungen immer mit den gleichen Verhaltensweisen zu reagieren, auch wenn diese nicht zielführend und erfolgreich sind. Die Störungen beginnen in der Jugend bzw. im frühen Erwachsenenalter und sind meist mit einem hohen Maß an persönlichem Leid der Betroffenen und/oder der Umwelt verbunden. Frauen sind genauso häufig betroffen wie Männer, wobei es bei den jeweiligen Persönlichkeitsstörungen teilweise große Unterschiede gibt. Man unterscheidet die Persönlichkeitsstörungen nach der im Vordergrund stehenden klinischen Symptomatik nach dem Diagnostic and Statistical Manual of Mental Disorders DSM-5 bzw. der Internationalen Klassifikation psychischer Störungen (ICD-10, 2016) in:

- paranoid: misstrauisch, argwöhnisch, Motive anderer werden böswillig interpretiert
- schizoid: distanziert, isoliert, emotionaler Ausdruck ist eingeschränkt
- schizotypisch: unbehaglich in sozialen Situationen, eigentümlich, verzerrtes Denken
- dissozial: missachtend und verletzend der Rechte anderer
- borderline: instabil in zwischenmenschlichen Beziehungen, im Selbstbildes und in der Affektivität, impulsiv mit Selbstverletzungen
- histrionisch: übermäßig emotional ausdrucksvoll, aufmerksamkeitsheischend
- narzisstisch: bewunderungsbedürftig, unempathisch, Gefühl der Großartigkeit
- ängstlich-vermeidend: sozial gehemmt, Gefühl der Unzulänglichkeit, überempfindlich gegenüber negativer Bewertung
- dependent/abhängig: unterwürfig und anklammernd, übermäßiges Bedürfnis danach, umsorgt werden, hilflos, schwach
- zwanghaft: ordnungsliebend, perfektionistisch, kontrollierend

Persönlichkeitsstörungen haben in der Regel einen chronischen Verlauf, nehmen aber in der Intensität mit zunehmendem Alter ab. Häufig treten den Verlauf verkomplizierende weitere psychische Komorbiditäten auf, wie Abhängigkeit, affektive oder psychotische Erkrankungen. Das Suizidrisiko liegt bei 2–6 % (Falkai et al., 2015).

Die häufigste und wohl bekannteste Persönlichkeitsstörung ist die Borderline-Störung, die durch abrupte Wechsel von gegensätzlichen emotionalen Zuständen, einer ausgeprägten Instabilität im Selbstbild und in zwischenmenschlichen Beziehungen bei gleichzeitig erhöhtem, impulsiven Handeln gekennzeichnet ist (Bohus, 2019).

Schnell, plötzlich und ohne Vorankündigung wechseln sich Phasen wohlwollender Zuwendung mit gestresster, teilweise feindseliger Ablehnung innerhalb kürzester Zeit ab. Eltern mit Borderline haben in ihrer eigenen Kindheit häufig ungünstige Beziehungserfahrungen gemacht und sowohl ein Fehlen von verlässlicher Bindung als auch unzureichende Unterstützung in angstmachenden oder überfordernden Situationen und fehlende Akzeptanz von Gefühlsäußerungen erlebt. Deswegen sind sie in ihren zwischenmenschlichen Erwachsenenbeziehungen hoch ambivalent. Für die Kinder werden die Eltern damit völlig uneinschätzbar. Sie entwickeln vermehrt unsichere Bindungsmuster, die gekennzeichnet sind durch unvorteilhafte Stressregulationsmechanismen und eine permanente Achtsamkeit und Orientierung auf die emotionale Stimmungslage ihrer Eltern. Die Kinder nehmen jede Abweichung von normalem Verhalten bei dem erkrankten Elternteil aufmerksam wahr, schätzen ihre Lage permanent ein und passen sich in ihrem Verhalten den inkonsistenten emotionalen Zuständen der Eltern an. Die wechselhaften Beziehungserfahrungen mit dem Gefühl latenter Unsicherheit und Labilität wird zur Normalität und zu einem selbstverständlichen Lebensgefühl.

Das Erziehungs- und Beziehungsverhalten von Eltern mit einer Borderlinestörung ist permanent geprägt durch eine Über- bzw. Unterstimulation von erstickender Zärtlichkeit und Idealisierung bis zu Entwertung, aggressiver Ablehnung in einem raschen, für das Kind völlig unvorhersehbarem Wechsel. Intensive Wünsche nach Beziehung wechseln sich ab mit großer Angst davor. Häufig finden sich in der Mutter-Kind-Bindung ambivalente oder desorganisierte Bindungsstile bei den Kindern, mit Folgen für die weitere Entwicklung des eigene Selbstbildes und einer erhöhten Instabilität in interpersonalen Beziehungen.

Neben schweren Depressions-, Angst und Erregungszuständen, die Stunden bis Tage anhalten können, neigen die Betroffenen zusätzlich meist unter Wutanfällen, Anwandlungen von Feinseligkeit bis hin zur Gewalttätigkeit.

Am stärksten belastet sind die Kinder durch die Unberechenbarkeit. Einerseits verhalten sich die Eltern sehr einfühlsam, dann wieder schlagartig abweisend und extrem gefühlskalt. Die Ausübung der Elternrolle und der damit verbundene erzieherische Umgang mit dem Kind ist vorwiegend durch die erwachsenen Bedürfnisse und Impulse und nicht durch die kindlichen Signale geleitet. Für die Kinder ist dies unverständlich und teilweise bedrohlich. Eine beständige liebevolle Zuwendung der Eltern ist meist nicht gegeben. Die Instabilität und Unberechenbarkeit des elterlichen Verhaltens führt dazu, dass die Kinder keine Strategien im Umgang mit ihren Eltern und auch in außerfamiliären Beziehungen erlernen können. Sie werden zu subtilen Augenzeugen und versuchen früh, auf eigenen Füßen zu stehen, um möglichst schnell Abstand zu gewinnen (Dietzel, 2016).

Die Unterstützung und Begleitung dieser Mütter und ihrer Kinder ist schwierig, wegen der wechselnden Stimmungen, der ambivalenten Nähe- und Distanzbedürfnisse, der unrealistischen und die eigenen Probleme kompensierenden Heilserwartungen (»Das Kind hilft mir, gesund zu werden«) und damit verbundenen Enttäuschungen. Und schließlich wegen der möglicherweise plötzlich eintretenden Gefährdung des Kindes, die durch impulsive, selbstschädigende Handlungen wie Alkohol- und Drogenmissbrauch bedingt ist (siehe Kapitel 2.3.6), Essstörungen mit der Gefahr von verfrühten Geburten, höherer Zahl an Kaiserschnitten, Fütter- und Gedeihstörungen, gefährlichen sexuellen Kontakte, selbstverletzendes Verhalten oder Suizidalität. Auch die Gefahr früher Schwangerschaften unter problematischen Umständen ist erhöht (Deneke, 2016).

2.3.5 Psychotische Eltern

Diese Störungen sind gekennzeichnet durch eines oder mehrere der folgenden charakteristischen Hauptmerkmale: Halluzinationen, Wahn, desorganisiertes Denken und Sprache und/oder grob desorganisiertes oder katatones Verhalten sowie eine Negativsymptomatik mit vermindertem emotionalen Ausdruck oder reduzierter Willenskraft (Falkai et al., 2015). Entscheidend ist hier der Verlust bzw. die Einschränkung des Realitätsbezuges. Neben der wahnhaften Störung, der schizotypischen Persönlichkeitsstörung, der schizoaffektiven Störung, der schizophrenieformen und der substanz-/medikamenteninduzierten Psychose meint man bei den psychotischen Störungen vor allem die Schizophrenie. Typische Symptome der Schizophrenie sind wahnhaftes Erleben, d. h. die Umwelt wird z. B. als bedrohlich oder feindselig empfunden. Die Betroffenen fühlen sich verfolgt, beobachtet, auserwählt oder von außen beeinflusst und manipuliert. Akustische Halluzinationen, wie das Hören von Stimmen, die das Denken und Handeln kommentieren oder befehligen, sind häufig zu beobachten.

Parallel dazu finden sich Schlafstörungen, Ängste, Konzentrations- und Aufmerksamkeitsschwierigkeiten und die sogenannte Avolition, eine Form der Antriebsstörung. Damit ist das Unvermögen gemeint, zielgerichtete Handlungen zu beginnen und aufrechtzuerhalten. Avolition führt in der Regel zu einer stark herabgesetzten Lebensqualität der Betroffenen, was die Negativsymptome, wie z. B. den sozialen Rückzug und kognitive Beeinträchtigungen, verstärkt.

Die Betroffenen sind im akuten Krankheitszustand in der Regel nicht dazu in der Lage, einem geregelten Arbeitsalltag nachzugehen und die Aufgaben und Pflichten der Kindererziehung zu übernehmen, auch wenn es Episoden mit weitgehend gesunden Intervallen zwischen den Erkrankungsphasen gibt. Die sogenannten floriden Phasen, mit wahnhaftem und/oder wahrnehmungsverzerrtem Erleben wechseln sich ab mit residualen Phasen mit sozialem Rückzug, Antriebs- und Interessenlosigkeit, verflachtem emotionalem Erleben und deutlich eingeschränkter Fähigkeit der Kontakt- und Beziehungsaufnahme mit chronisch schweren Restzuständen oder auch chronisch-psychotischer Symptomatik. Deutlich eingeschränkt ist die Kommunikationsfähigkeit und die Fähigkeit der Alltagsbewältigung.

Die Wahrscheinlichkeit, im Laufe eines Lebens Schizophrenie zu entwickeln, liegt bei etwa 0,3 bis 0,7 % mit einem Erkrankungsgipfel im frühen bis mittleren bei Männern und späten dritten Lebensjahrzehnt bei Frauen. Eine Erkrankung vor der Adoleszenz ist selten. Sehr zahlreich treten zusätzliche psychische Begleiterkrankungen, wie Drogen- oder Alkoholabhängigkeit, auf, die den Verlauf noch erschweren. Circa 5 bis 6 % der Betroffenen sterben an Suizid, 20 % weisen Suizidversuche auf, häufig nach imperativen Stimmen (FALKAI et al., 2015).

Wenn ein Elternteil krank ist, erhöht sich das Erkrankungsrisiko aufseiten der Kinder auf 13 %. Bei eineiigen Zwillingen sogar auf 52 %. Gehäuft treten bei Kindern schizophrener Eltern motorische und sensorische Dysfunktionen, verringerte Expressivität und eingeschränkte kommunikative Kompetenz auf. An Schizophrenie erkrankte Kinder wirken meist depressiver, zurückgezogener, ängstlicher und zerstreuter. In der Schule fallen sie durch Defizite bei der Aufmerksamkeit, der affektiven Kontrolle und der sozialen Kompetenz auf. In der Adoleszenz gibt es Tendenzen zu kognitiven Störungen, es lassen sich ein schlechteres Kontextverständnis und magische Denkstile beobachten (BOHUS et al., 1998).

Bei psychotisch erkrankten Eltern ist eines der vordergründigsten Probleme, dass sie Gefahrenquellen für ihr Kind oft nicht adäquat wahrnehmen und dementsprechend einschätzen können. Sie sind zumindest zeitweise durch ihre Symptome derart innerlich abgelenkt, dass es ihnen nicht gelingt, ausreichend vorausschauend zu planen und zu handeln und damit den nötigen Schutz für das Kind zu bieten. Es kann auch passieren, dass die Kinder in ihre Welt, d. h. in die Wahnvorstellungen und (paranoiden) Halluzinationen eingebaut werden.

Kinder von Mütter mit Schizophrenie, mit bipolaren und depressiven Störungen mit psychotischen Anteilen weisen nach der Helsinki-Risk Study im Vorschulalter häufiger emotionale Symptome (Ängstlichkeit, Zerstreutheit, Depressivität, sozialer Rückzug), neurologische Auffälligkeiten sowie Aufmerksamkeitsprobleme und soziale Hemmungen im Vergleich zur Normgruppe auf (LENZ, 2019c).

Hinsichtlich der Bindung ist zu beobachten, dass das Miteinander von Mutter und Kind größtenteils von einem Zuwenig oder Zuviel an Nähe geprägt ist, in Abhängigkeit vom Schweregrad der Erkrankung und auch der Präsenz des anderen, gesunden Elternteils. Die Mütter zeigen gegenüber ihren Kindern entweder ein unsicher-vermeidendes oder auch vermehrt ein unsicher-ambivalentes Bindungsverhalten. Das heißt, sie reagieren auf die ausgesendeten Signale und Bedürfnisse ihrer Kinder nicht oder nur eingeschränkt oder ihre emotionale Zuwendung und Fürsorge schwankt sehr stark und ist damit für die Kinder nicht einschätzbar. Die Kinder können sich also nicht darauf verlassen, ob ihre Eltern nun für sie da sind oder nicht. Hinzu kommen die krankheitsbedingte Affektverflachung (stark verringerter Ausdruck von Emotionen) und die eingeschränkten Reaktionen, die dazu führen, dass die Eltern den Signalen ihrer Kinder nicht folgen können, sondern sich eher an den eigenen Impulsen und Befindlichkeiten orientieren. Dies ist für die Kinder allerdings kaum nachvollziehbar und erzeugt zusätzliche Unsicherheit mit der Folge, dass das Kind sich von dem Elternteil eher abwendet. Die Kinder haben dann im Verlauf ihrer Entwicklung zunehmend Probleme damit, sich mit ihren Eltern ausreichend zu identifizieren und sie als Vorbild und Modell zu akzeptieren, von denen sie etwas annehmen und lernen können.

Trotzdem ist eine weitgehend ungestörte Ausübung der Elternschaft von schizophrenen Müttern phasenweise möglich. Bei einer akut wahnhaft-halluzinatorischen Symptomatik sollte eine schizophrene Mutter mit dem Kind allerdings nicht allein sein. Aber auch bei einer stark ausgeprägten Negativ-Symptomatik, die gekennzeichnet ist durch eine hohe Nicht-Responsivität, ist die Mutter als einzige Bezugsperson nicht geeignet. Obwohl die Kinder den Müttern meist sehr viel bedeuten, sind sie oft wenig emotional, wenig verfügbar, irritierbar, zurückgezogen und unsicher und mit der alltäglichen Versorgung des Kindes überfordert. Die elterliche Belastung nahezu aller Kind- und Elternbereiche sind extrem hoch.

In der Schwangerschaft ist zu beobachten, dass sich Psychosen wegen des Hormons Östrogen als Dopaminantagonist eher zu bessern scheinen. Nach der Schwangerschaft ist das Rückfallrisiko allerdings um 35 % deutlich erhöht und insgesamt zeigt sich, dass schizophrene Frauen mit der Mutterschaft meist überlastet sind (Deneke, 2016).

Risiken bei psychotischen Müttern bestehen u. a. auch darin, dass eine Schwangerschaft nicht erkannt bzw. verleugnet wird. Nicht zu unterschätzen ist auch die Suizidgefahr bei psychotischen Ängsten und Zwangsvorstellungen, die postpartale Gefahr eines erweiterten Suizids oder Infantizids oder auch die Gefährdung des Kindes durch mangelhafte Fürsorge aufgrund desorganisierter Zustände der Mutter. Die Frauen leben sozial isoliert und in problematischen Partnerschaften. Ungewollte Schwangerschaften treten ebenfalls häufiger auf, wie auch Nikotin und Substanzkonsum. Perinatale Komplikationen sind um das Zehnfache erhöht, es gibt mehr untergewichtige, frühgeborene und dysregulierte Säuglinge (Deneke, 2016).

2.3.6 Suchtkranke Eltern

Dem Epidemiologischen Suchtsurvey zufolge sind in Deutschland ca. 1,5 bis 2 Millionen alkohol- und etwa 1,5 Millionen Menschen medikamentenabhängig (Jacobi et al., 2014). Laut einer Studie von NACOA Deutschland (Interessenvertretung für Kinder aus Suchtfamilien e. V.) aus dem Jahr 2008 ist ca. jedes sechste Kind (17,6 %) in Deutschland von einer elterlichen Suchterkrankung betroffen. Circa 2,6 Millionen Kinder unter 18 Jahren haben mindestens einen alkoholabhängigen Elternteil und ca. 40.000 bis 60.000 Kinder sind mit schwer drogenabhängigen Eltern konfrontiert. Mit Ausnahme der Medikamentenabhängigkeit sind Männer durchweg häufiger betroffen, mit einem Erkrankungsgipfel im frühen Erwachsenenalter.

Man unterscheidet problematischen Konsum von manifester Abhängigkeit. Von einer »Störung im Zusammenhang mit psychotropen Substanzklassen« (FALKAI et al., 2015) spricht man, wenn ein starkes Verlangen, die Substanz zu konsumieren, vorliegt, die Kontrolle über Menge und Dauer des Konsums verloren geht und körperliche Entzugserscheinungen sowie ein zunehmendes Verlangen nach Steigerung der Dosis auftreten. Andere Interessen werden zugunsten des Substanzkonsums vernachlässigt bis hin zu Verlust von Beziehungen, der Arbeitsstelle oder der Wohnung. Suchtkranke Menschen leiden komorbid vielfach unter weiteren psychischen Erkrankungen wie Angststörungen, Depressionen oder Persönlichkeitsstörungen.

Bei suchtkranken Eltern sind sowohl massive Einschränkungen in der Erziehungs- und Bindungsfähigkeit als auch bei der alltäglichen Lebensführung, der Arbeitsfähigkeit und den Aufgaben und Pflichten des Elternseins, die kaum ausgefüllt werden können, zu beobachten.

Eingriffe durch das Jugendamt und Verfahren im Rahmen von Kindeswohlgefährdung sind demzufolge keine Seltenheit.

Von Sucht betroffene Mütter werden zumeist ungeplant schwanger und bemerken ihre Schwangerschaft relativ spät. Sie befinden sich häufig in Partnerschaften, welche durch einen Abhängigkeitscharakter gekennzeichnet sind und ihre Gefühlle bezüglich ihrer Schwangerschaft sind ambivalent. Weitere Schwierigkeiten sind soziale und materielle Armut, psychische Erkrankungen und soziale Isolation.

Die Betroffenen leiden unter einem permanent hohe Stresslevel, der auch schon beim ungeborenen Kind messbar ist und sich ungünstig auf die Hirnentwicklung und Gesundheit auswirken kann. Grundsätzlich unterliegt eine Schwangerschaft bei einer Frau mit Suchtbelastung immer einem hohen Risiko. Die konsumierten Substanzen haben unterschiedliche Auswirkungen auf das Ungeborene. Alkohol, das in Deutschland am weitesten verbreitete Suchtmittel, schädigt am meisten. Durch Alkohol in der Schwangerschaft entstehen die meisten Fehlbildungen, die sogenannten Fetalen Alkoholspektrumstörungen (FASD). Fetale Alkoholspektrumstörungen können sich in Form von meist schwerwiegenden Hirnfunktionsstörungen, Fehlbildungen und Langzeitschäden beim Kind zeigen, wie z. B. Wachstumsverminderung, körperliche Abnormalitäten, Dysfunktion des zentralen Nervensystems, Intelligenzminderung, Hyperaktivität oder Wahrnehmungsstörungen. Bezüglich der Häufigkeit liegen aber keine gesicherten Zahlen vor. Nach Expertenschätzung geht man von einer Prävalenz von ca. 1 % aus, jährlich etwa 3000 bis 4000 Neugeborene mit FASD pro Jahr. Es hat sich als schwierig herausgestellt, Frauen mit hohem Alkoholkonsum während der Schwangerschaft zu identifizieren. Die

Wahrscheinlichkeit, dass eine Mutter ein Kind mit FASD auf die Welt bringt, steigt mit der Menge und der Dauer des Alkoholkonsums, es gibt aber keinen Schwellenwert, unterhalb dessen Alkoholkonsum während der Schwangerschaft als ungefährlich angesehen werden kann (Lüders et al., 2020).

Ein weiterer hoher psychosozialer Risikofaktor für eine nicht gelingende Elternschaft ist eine ausgeprägte Suchterkrankung mit Beginn in der Pubertät, gepaart mit traumatischen Erlebnissen. Die frühe Abhängigkeit steht mit einer eingeschränkten Belastungsfähigkeit und verzögerten Persönlichkeitsreife in Zusammenhang und wirkt sich sowohl auf die Verantwortlichkeit und Tagesstruktur als auch auf eine mangelhafte Wahrnehmung und Beantwortung von kindlichen Bedürfnissen und Anforderungen aus.

Etwa 30 % der Kinder aus alkoholkranken Familien werden als Erwachsene selbst stofflich abhängig. Weitere 30 % mit Überschneidungen zu den ersten 30 % entwickeln psychische und soziale Störungen. Der Rest bleibt weitgehend resilient, trägt kaum Beeinträchtigungen davon und entwickelt trotz widriger Umstände ein hohes Maß an Widerstandsfähigkeit, vor allem bedingt durch verlässliche Beziehungen zu anderen Bezugspersonen, wie z. B. Großmutter, Nachbarn usw. Trotzdem zeigt sich, dass es auch ihnen schwerer fällt als anderen, später ihren adäquaten Platz, z. B. im Beruf zu finden oder auch enge, befriedigende Beziehungen einzugehen und aufrechtzuerhalten. Nicht selten suchen sie sich einen ebenfalls suchtbelasteten Lebenspartner und die gewohnten Beziehungsmuster, die ihnen aus ihrer Ursprungsfamilie vertraut sind, werden wiederholt (NACOA, 2020).

In Familien mit einer Alkohol- und Drogenproblematik (und auch in nahezu allen Familien mit psychisch kranken Eltern) findet man fast immer das Phänomen der Parentifizierung. Die Kinder übernehmen aufgrund der Hilflosigkeit der Eltern emotionale und organisatorische Verantwortung. Dies kann sich von Familie zu Familie sehr unterschiedlich gestalten: Einige Kinder erledigen den Haushalt, andere versorgen jüngere Geschwister. Manche Kinder kontrollieren den Alkoholkonsum des süchtigen Elternteils, indem sie Alkohol in den Abfluss gießen, andere müssen den Alkohol für ihre Eltern besorgen.

Die Bedürfnisse der Kinder finden dabei zu wenig Berücksichtigung, da die Aufmerksamkeit des süchtigen Elternteils vorwiegend auf den Alkohol gerichtet ist und der gesunde Elternteil mit seinen Gedanken auch um denjenigen kreist. Sogar die professionellen Helfer neigen dazu, sich zu sehr auf den süchtigen Elternteil zu konzentrieren und die Kinder dabei zu vergessen.

Zuneigung und Aufmerksamkeit werden abhängig von der getrunkenen Alkoholmenge. Die damit verbundene Unsicherheit und Unberechenbarkeit wird zur einzigen Konstante im Leben der Kinder, auf die sie mit einer erhöhten Wachsamkeit reagieren, da sie sich permanent auf die drohende Stimmungsschwankung einstellen (müssen). Aufgrund dieser starken Stimmungsschwankungen können alkoholkranke Eltern ihren Kindern häufig nicht die Zuverlässigkeit und konstante emotionale Zugewandtheit geben, welche sie bräuchten.

Die Eltern haben zudem die durchaus begründete Angst, dass ihnen das Sorgerecht entzogen werden könnte. Daher ist die Notwendigkeit der Geheimhaltung noch stärker ausgeprägt, denn die Gefahr, dass das Familiengeheimnis entdeckt wird, würde sich für die Kinder noch existenzieller auswirken.

Der Konsum illegaler Substanzen eines oder beider Elternteile hat grundsätzlich ähnliche Auswirkungen. Allerdings sind die Lebensumstände durch die Illegalität des elterlichen Drogenkonsums größtenteils noch erheblich schlechter. Die psychosozialen Belastungen (materielle Not, schlechte Wohnverhältnisse, mangelhafte Ernährung, Krankheit, Arbeitslosigkeit, Konflikte und Gewalt, usw.) sind noch schneller und deutlicher sichtbar als bei Alkoholismus in der Familie. Bei hohem Beschaffungsdruck des Süchtigen kann Kriminalität und Beschaffungsprostitution prägend für das tägliche Leben der Kinder werden. Drogenabhängige Eltern sind in der Regel derart mit den Anforderungen durch die Elternrolle belastet und überfordert, dass für die Kinder eine erhöhte Gefahr für Vernachlässigung besteht, vor allem für Kinder unter drei Jahren, mit, im schlimmsten Fall, tödlichen Folgen.

Während Familien mit Alkoholproblematik mit dem in unserer Gesellschaft akzeptierten Suchtmittel Alkohol oft jahrelang unauffällig bleiben, ohne dass das Problem und die Not der Kinder im sozialen Umfeld wahrgenommen werden, tolerieren Staat und Gesellschaft die Folgen der sogenannten illegalen Drogen dagegen in weit geringerem Maße. Dies wirkt sich unmittelbar im Alltagsleben von Familien mit Drogenproblematik aus und bestimmt die Lebensumstände der Kinder. Drogenabhängige stehen noch deutlicher am Rand der Gesellschaft (NACOA, 2020). Oft werden die Kinder bei wechselnden Betreuungspersonen untergebracht, da sich das Leben Drogenkranker meist auf der Straße abspielt. Die Kinder leben dadurch in ständiger Unbeständigkeit und Unsicherheit. Sie werden im Kindergarten und in der Schule früher (verhaltens-)auffällig, zeigen motorische und sprachliche Entwicklungsdefizite aufgrund geringerer Ansprache und Anregung und benötigen besondere Förderung.

Drogenkranke Eltern kommen häufig aus Familien mit mehrgenerationaler Suchtmittelvorerfahrung und haben in ihrer Kindheit selbst kein funktionierendes Familienleben erlebt. Demzufolge konnten sie wichtige Fähigkeiten in der Kindererziehung nicht erwerben und es fehlt elementares Wissen um die Bedürfnisse und die Entwicklung der Kinder. Oft sind auch beide Elternteile abhängig, sodass kein Elternteil für die Kinder emotional zuverlässig zur Verfügung stehen kann.

Auf der anderen Seite kommen die Kinder zeitnaher in den Genuss von Hilfen, da die öffentlichen Stellen schneller auf die Familien aufmerksam werden. Dadurch ergeben sich auch Chancen. Frühes Eingreifen der Jugendämter kann bei den Eltern zu einer starken Motivation werden, die Sucht zu überwinden, v.a. da den drogenkranken Eltern (im Gegensatz zu Alkoholikern) meist klarer ist, dass sie mit ihrem Verhalten ihre Kinder massiv schädigen. Wenn es gelingt, dass Eltern Hilfsangebote annehmen, können sich die Lebensbedingungen für die Kinder deutlich verbessern. Familienberatungsstellen sind an dieser Stelle für die Familien oft erste Anlaufstellen.

Die Themen Alkohol und Drogen spielen darüber hinaus in Familienberatungsstellen besonders häufig eine Rolle bei der Ausübung elterlicher Sorge und Pflichten im Rahmen von Trennungs-, Scheidungs- und Umgangsberatungen.

2.3.7 Traumatisierte Eltern

Und schließlich wollen wir einen kurzen Blick auf Elternschaft und trauma-/belastungsbezogene Störungen werfen. Darunter fasst man die Posttraumatische Belastungsstörung (PTBS) und die akute Belastungsstörung bzw. Anpassungsstörung mit verschiedenen Ausprägungen (mit depressiver Stimmung, Angst, Störung des Sozialverhaltens, usw.). Mit der Neuauflage des DSM-5 wurde auch die Reaktive Bindungsstörung (F94.1) und die Beziehungsstörung mit Enthemmung (F94.2) in diese Kategorie aufgenommen (Falkai et al., 2015).

Die Kernmerkmale der Posttraumatischen Belastungsstörung sind spezifische Symptome nach einem oder mehreren traumatischen Ereignissen. Dies können direkte Erlebnisse wie z.B. Kriegserfahrungen, körperliche Misshandlungen usw. sein, bei einer anderen Person beobachtete Ereignisse (z.B. häusliche Gewalt) oder auch Begebenheiten bei anderen Menschen, von denen man erfahren hat (z.B. Selbsttötung eines nahen Verwandten).

Die Ausprägungen der Symptome der PTBS sind sehr unterschiedlich. Bei einigen Betroffenen herrscht ein angstvolles Wiedererleben mit emotionalen oder behavioralen Krankheitszeichen vor. Andere leiden überwiegend an einer überdauernden ängstlich-bedrückten, freudlos und leicht reizbaren Stimmungslage. Auch kann es zu Arousal- und Externalisierungssymptomen bis hin zu dissoziativen Symptomen kommen oder zu einer Kombination der verschiedenen Symptommuster.

Die 12-Monats-Prävalenz liegt bei etwa 0,5 bis 1 %. Bei etwa 80 % der Personen mit einer PTBS bestehen eine erhöhte Wahrscheinlichkeit, dass mindestens eine weitere psychische Störung vorliegt (Falkai et al., 2015).

Bei einem Trauma ausgelöst durch sexuellen Missbrauch sind bei Frauen mehr ungewollte Schwangerschaften bei erhöhtem Stresslevel und psychosozialen Belastungen und gesteigertes eigenes Risikoverhalten zu beobachten. Das Körpergedächtnis kann durch die Schwangerschaft und den Geburtsvorgang aktiviert werden. Die damit verbundenen Intrusionen und Flashbacks (unkontrollierbare Überflutung durch traumatische Erinnerungsfetzen, fragmentierte Bilder, traumatische Gefühle) belasten in der Folge die Ausübung der Elternrolle und die damit verbundenen Aufgaben und Pflichten (Deneke, 2018). Es bleiben kaum Energie und Kapazitäten für das Kind übrig. Zwar findet meist noch eine Grundversorgung mit Nahrung und Kleidung statt, aber der betroffene Elternteil kann in der Regel emotional nicht mehr ausreichend präsent für das Kind sein und eine sichere und verlässliche Bindungsbeziehung aufbauen. Die Kinder bleiben sich selbst überlassen mit der Gefahr einer emotionalen Vereinsamung und Verwahrlosung, v. a. wenn es keine weiteren Bezugspersonen (weiterer Elternteil, Großeltern, usw.) im Umfeld gibt.

Aber auch unauffällige Schwangerschafts- und Geburtsverläufe können eine Reaktivierung des Traumas auslösen. So berichten Betroffene, dass bereits Wehen z. B. an einen früheren Missbrauch erinnern und zu heftigen Schmerzen, Kontrollverlust und dem Gefühl des Ausgeliefertseins führen können. Manche Frauen berichten von Erinnerungen des Gefesseltseins während einer Vergewaltigung und Kommandos bei der Geburt (z. B. Beine öffnen). Diese können ebenso an einen sexuellen Missbrauch erinnern, wie z. B. der Druck des Kopfes des Babys auf die Vagina.

In der Schwangerschaft treten bei traumatisierten Frauen immer wieder ausgeprägte Geburtsängste auf. Viele Frauen zeigen ein auffälliges Verhalten bei Vorsorgeuntersuchungen (Verspannen, Verkrampfen, Ängste, Dissoziieren) oder wollen per Kaiserschnitt entbunden werden. Eine Schwangerschaft stellt somit einen Trigger für wiederkehrende, traumatische Erinnerungen dar. Eine Vermeidungsreaktion darauf ist, die Schwangerschaft zu ignorieren, sich ärztlichen Untersuchungen oder auch dem Aufsuchen von Kliniken zu entziehen.

Ein anderes typisches Erscheinungsbild des Traumas ist die Übererregbarkeit mit chronischer Anspannung und permanenter Erwartungshaltung, dass wieder etwas passieren könnte. Gleichzeitig gibt es das starke Bedürfnis nach umfassender Kontrolle, was zu einem ständigen Konfliktpotenzial für den Betroffenen und seine Umgebung führt. Der Stress, die grundsätzliche Unsicherheit und die Angst werden auf die Kinder übertragen, welche die Reaktionen des Elternteils meist nicht nachvollziehen können. Sie erleben sich selbst als Ursache für die Aggressionen des Elternteils. Nicht selten kommt es auch zu direkter emotionaler und/oder körperlicher Gewaltausübung gegenüber den Kindern. Das Vertrauen in sich selbst, in andere und in die Welt wird damit nachhaltig beeinträchtigt. Die von den Eltern übertragenen Ängste führen dazu, dass die Kinder die Welt als einen grundsätzlich bedrohlichen und gefahrvollen Ort erleben. Die Entwicklung einer Grundsicherheit und damit einer stabilen Persönlichkeit wird gestört.

Auch findet sich hier wie bei allen anderen psychischen Erkrankungen das Phänomen der Parentifizierung. Die Kinder übernehmen die Verantwortung für den Elternteil und versuchen, die Mutter bzw. den Vater vor allen Unannehmlichkeiten zu schützen und zu entlasten.

Das eigene negative Selbstbild, die ständigen Schuldgefühle und die hohe Belastung durch die Aufgaben und Pflichten der Erziehung machen die betroffenen Eltern anfällig für Manipulationen. Dies führt u. a. zu Problemen beim Setzen von Grenzen, bei der Unterstützung der Autonomieentwicklung und der Förderung zur Entwicklung eines positiven Selbstbildes ihrer Kinder.

Eine Erziehungsstrategie, die immer wieder beschrieben wird, ist ein besonders strenges Verhalten der Mütter gegenüber ihren Töchtern, da ihrer Meinung nach überall Gefahren lauern könnten. Die Mütter erziehen mit besonderer Härte, verhalten sich wenig liebevoll und fordernd. Ihr Ziel ist es, die Kinder abzuhärten und auf die Brutalität der bösen Welt vorzubereiten. Dieses Verhalten wiederum resultiert nicht selten in ein hohes Aggressionspotenzial bei den Kindern, das diese dann entweder an Schwächeren (eher bei Jungen beobachtbar) oder auch an sich selbst autoaggressiv ausagieren (vorwiegend bei Mädchen).

Eine andere, auch zu beobachtende Erziehungsstrategie ist, dass Mütter ihre Kinder übermäßig verwöhnen. Die eigenen Bedürfnisse werden stets zurückgestellt, um die Wünsche der Kinder zu erfüllen. Damit versuchen die Eltern, die eigenen erlittenen Entbehrungen bei den Kindern zu kompensieren oder auch ihr eigenes zeitweise ungerechtes und aggressives Verhalten wiedergutzumachen und ihre Schuldgefühle zu besänftigen. Auf diese Weise eröffnen sie den Kindern die Möglichkeit, sie leichter zu manipulieren. Gleichzeitig fehlt den Kindern ein klarer, verlässlicher Rahmen und die Möglichkeit, an bewältigbaren Herausforderungen wachsen zu können, bzw. zu lernen, Schwierigkeiten zu bewältigen oder Verantwortung zu übernehmen. Bei Müttern mit traumatischen Erfahrungen in einer frühen Lebensphase kann es zu nachhaltigen Beeinträchtigungen der Kontaktfähigkeit, der Gefühlsregulation, der Empathiefähigkeit und der Identitätsbildung kommen. In Phasen von Dissoziation kann das Kind sogar völlig aus dem Blick geraten, ist akut durch die Unaufmerksamkeit gefährdet oder wird sogar als Aggressor empfunden.

Und schließlich kann man bei Traumata das Phänomen der sogenannten transgenerationalen Weitergabe gut beobachten. Das Gehirn der Mutter befindet sich in einer permanenten Notfallbereitschaft und die Angst der Mutter überträgt sich auf das irritierte Kind. Die Wahrscheinlichkeit für die Kinder, eine unspezifische, psychische Erkrankung, eine Angsterkrankung oder auch spezifische Symptome einer PTBS zu übernehmen, ist erhöht.

3 Bindung

Im folgenden Kapitel wird ein kurzer Überblick über das Thema Bindung mit dem Schwerpunkt Bindungsmuster und Bindungsrepräsentationen im Rahmen der Bindungstheorie, wie sie für die Fragestellung der Untersuchung relevant ist, gegeben. Vorausgesetzt wird an dieser Stelle für den Leser ein bereits fundiertes Vorwissen über Entstehung, Entwicklung, Funktion, Folgen und Umgang mit dem Thema Bindung. Für weiter- und tiefergehende Informationen zum Thema Bindung wird auf die gängige Literatur verwiesen. Einen guten Überblick über die wissenschaftliche Bindungstheorie findet man z. B. bei Grossmann & Grossmann (2012).

Bindung ist definiert als ein zeitlich und räumlich überdauerndes emotionales Band zwischen einem Kind und einem vertrauten Erwachsenen (Bowlby, 2008). Sie wird auch häufig als emotionale Nabelschnur bezeichnet. Bindung entsteht durch körperliche Präsenz, emotionale Verfügbarkeit und feinfühliges Verhalten seitens der Bezugsperson, d. h. der Fähigkeit, Signale wahrzunehmen, richtig zu interpretieren und prompt und je nach Alter darauf zu reagieren.

Bindung zeigt sich in dem permanenten Wechsel zwischen Bindungs- und Explorationsverhalten. Das Bindungsverhalten ist dabei ein aktives Suchen nach Schutz, Nähe, Trost und Sicherheit bei einer vertrauten und verlässlichen Erwachsenenperson in verunsichernden, überfordernden oder Angst machenden Situationen.

Wenn das Kind ausreichend Sicherheit durch feinfühliges Verhalten der Bezugsperson erhält, reguliert und beruhigt sich das Bindungssystem wieder und das Explorationsverhalten, d. h. ein Entdecken und Erkunden der Umwelt tritt zutage. Entscheidend ist dabei nicht so sehr, wie häufig Eltern trösten, sondern wie gut. Vor allem Eltern mit psychischen Erkrankungen und in der Folge hohen elterlichen Belastungen, fällt dies allerdings nicht leicht.

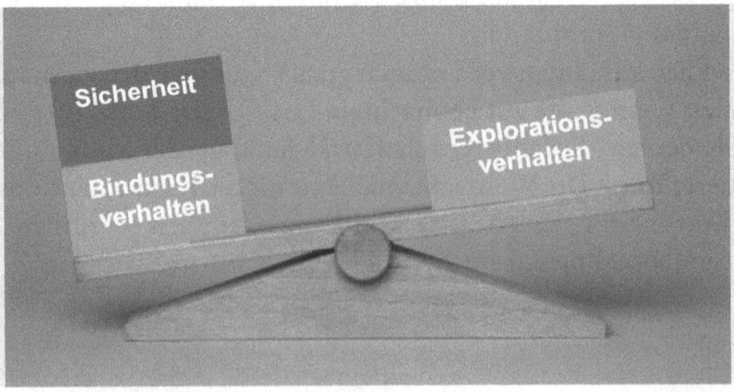

Abb. 6: Sicherheit durch feinfühliges Verhalten löst wie bei der Funktion einer Wippe Explorationsverhalten aus; Bindungs- und Beziehungs-Wippe (© KIKT-TheMa)

Konkretes und sichtbares Verhalten in bindungsrelevanten Situationen mit Körperkontakt (aktives Suchen von Schutz und Trost bei Angst, Verunsicherung oder Überforderung) lässt sich bei Kindern ab ca. fünf Jahren v. a. im Alltag zunehmend weniger deutlich beobachten (GLOGER-TIPPELT & KÖNIG, 2016). Das Bindungsverhalten verinnerlicht sich. Es wird zu einer überdauernden Vorstellung bzw. einem Schemata von Vertrauen, wer in emotional belastenden Situationen hilfreich sein und dabei effektiv helfen könnte, unangenehme Gefühlszustände zu bewältigen. Dieses verinnerlichte Bindungsgedächtnis nennt man Bindungsrepräsentation oder »internal working model of attachment« (BOWLBY, 2008). Die Bindungsrepräsentationen werden in dieser Studie mit dem sogenannten Geschichtenergänzungsverfahren erfasst (siehe Kapitel 6.2.2).

Je nachdem wie das Bindungsverhalten durch das Fürsorgeverhalten seitens der erwachsenen Bezugsperson über einen längeren Zeitraum beantwortet wird und inwieweit es gelingt, dem Kind ausreichend Schutz, Nähe, Trost und Sicherheit zu spenden, entwickeln sich mit der Zeit unterschiedliche Bindungsmuster, mit unterschiedlichen Reaktionen bzw. inneren Erwartungen. Dabei haben die Elternteile in ihrer Mutter- und Vaterrolle einen zum Teil unterschiedlichen Einfluss auf die Bindungsentwicklung der Kinder. Während die Mütter vor allem den sicheren Hafen bei Belastung bieten, unterstützen die Väter durch Spielfeinfühligkeit (GROSSMANN& GROSSMANN, 2012) vor allem die sichere Exploration bei Herausforderungen (GLOGER-TIPPELT et al., 2017; ZIMMERMANN, 2017).

Bezüglich der Kontinuität und Stabilität von Bindung kann man sagen, dass sie über die Zeit relativ stabil ist, wenn die psychosozialen Belastungsfaktoren gering sind, die familiären Interaktionsmuster gleich bleiben und es zu keinen einschneidenden Verlust- und Trennungssituationen kommt. Bei massiven Veränderungen der elterlichen Beziehungsqualität, wie sie häufig in belasteten Familiensystemen zu finden sind und auch durch Einflüsse von außen (z. B. Erzieherinnen in der Kita), können sich die Bindungsrepräsentationen verändern. Die Familienbeziehungen, v. a. die mütterliche Feinfühligkeit, wirken dabei aber deutlich stärker als die Einflüsse bzw. Personen von außen (GLOGER-TIPPELT & KÖNIG, 2016).

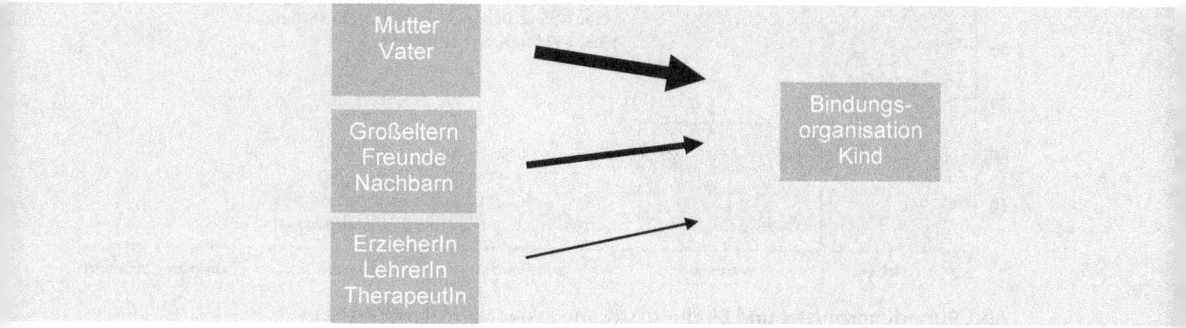

Abb. 7: Verschiedene Personengruppen und ihr Einfluss auf die Bindung beim Kind

Und schließlich spielt der Zeitpunkt von bindungsrelevanten Angeboten im Entwicklungsverlauf eine große Rolle. Die beträchtlichsten Auswirkungen auf die Bindung sind in einer frühen Entwicklungsphase zu erwarten, da zu diesem Zeitpunkt die Offenheit und auch Notwendigkeit für feinfühliges Verhalten seitens der erwachsenen Bezugspersonen am größten sind. Und auch wenn durch korrigierende Bindungserfahrungen eine Veränderung von Bindungsrepräsentationen zu jedem Lebenszeitpunkt möglich ist, nimmt die Bindungsveränderungsbereitschaft im Lauf der Zeit ab.

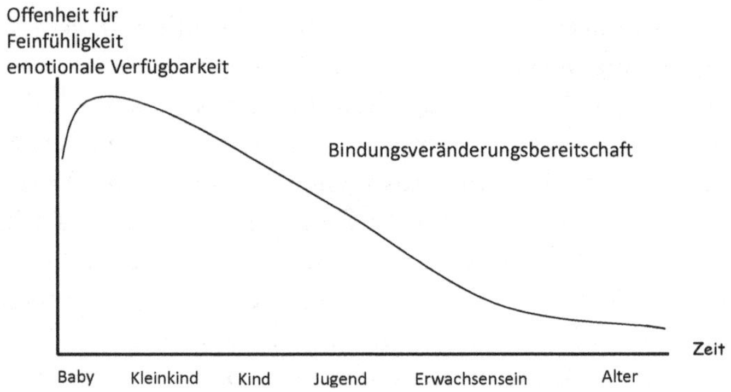

Abb. 8: Veränderung von Bindungsrepräsentationen über verschiedene Lebensphasen hinweg

Man unterscheidet nun Kinder mit einem sicheren, einem unsicher-vermeidenden, einem unsicher-ambivalenten Bindungsmuster oder einer sogenannten Desorganisation für bindungsrelevante Affekte. Bei einer bereits ausgeprägten Psychopathologie spricht man von einer reaktiven oder enthemmten Bindungsstörung (ICD-10, 2016).

Die Prävalenz für die verschiedenen Bindungstypen stellen sich in der Gesamtpopulation wie folgt dar:

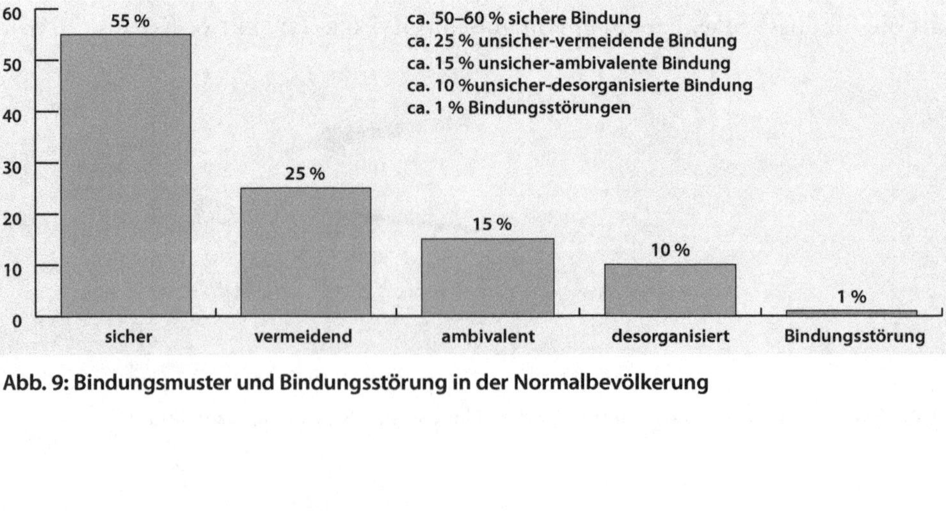

Abb. 9: Bindungsmuster und Bindungsstörung in der Normalbevölkerung

Die sichere Bindungsstrategie findet sich in sämtlichen Untersuchungen bei ca. 55 bis 65 %, die unsicher-vermeidende Bindung bei etwa 25 bis 30 %, das ambivalente Muster bei 10 bis 15 %, die Desorganisation wird meist zwischen 5 und 10 % und die Bindungsstörungen mit 1 % angegeben. In Risikogruppen (Kinder psychisch kranker Eltern, Pflegekinder, Kinder in stationärer Jugendhilfe) sind die unsicheren Bindungsmuster, die Desorganisation und v. a. die Bindungsstörungen deutlich ausgeprägter (vgl. u. a. Brisch, 2019).

Im Folgenden werden die verschiedenen organisierten Bindungsstrategien (sicher, vermeidend und ambivalent), die Desorganisation und die Bindungsstörungen dargestellt, die aus der unterschiedlichen Qualität der Beziehungserfahrungen mit den Bindungspersonen resultieren.

3.1 Bindungsmuster und Bindungsrepräsentation

3.1.1 Sichere Bindung

Kinder mit einem sicheren Bindungsmuster haben im Lauf ihrer Entwicklung immer wieder die Erfahrung gemacht, dass ihnen vertraute und fürsorgliche Bezugspersonen in belastenden, angstmachenden oder überfordernden Situationen verlässlich zur Seite stehen, sie akzeptieren und ihnen ausreichend Nähe und Sicherheit geben. Demzufolge konnten sie im Lauf der Zeit eine tragfähige Vertrauensbasis zu diesen Personen aufbauen. Sie haben die Erfahrung gemacht, dass ihnen geholfen wird, wenn sie Unterstützung brauchen und gelernt, dass es lohnenswert ist, sich bei Belastung aktiv an diese Personen zu wenden. Die Gefühlregulierung bei den sicher gebundenen Kindern ist ausbalanciert und sie sind emotional offen sowohl für positive als auch für negative Gefühle. Man kann sagen, dass eine sichere Bindung ein Muster effektiver sozialer Emotionsregulation mit der Bindungsperson ist (Zimmermann, 2017). Dabei scheinen neben psychosozialen Faktoren von außen (harmonische Paarbeziehung, physische und psychische Gesundheit, finanzielle Stabilität, usw.) auch genetische Faktoren, Entwicklungsregelmäßigkeiten, ein ausgeglichenes Temperament und die Persönlichkeit des Kindes eine wichtige Rolle zu spielen. So stellt Fremmer-Bombik anhand von Geschwisterstudien fest, dass einige Kinder es ihren Eltern anscheinend leichter machen, eine sichere Bindung zu ihnen aufzubauen als andere (Fremmer-Bombik, 2017).

Inzwischen ist durch eine Vielzahl an wissenschaftlichen Studien belegt, dass eine sichere Bindungsstrategie einen enorm wichtigen, vielleicht den wichtigsten Resilienzfaktor darstellt, v. a. auch bei Kindern psychisch kranker Eltern (vgl.

u. a. WERNER, 2008; SCHEUERER-ENGLISCH, 2017). Sicher gebundene Kinder haben mehr Ressourcen und entwickeln kompetentere Bewältigungsstrategien im Umgang mit Belastungen und sozialen Stresssituationen. Sie verfügen über eine höhere Ich-Flexibilität und realistischere Vorstellungen von ihren Fähigkeiten und Möglichkeiten und sind zudem besser dazu in der Lage, Kontrolle und Modulation von Impulsen, Bedürfnissen und Gefühlen dynamisch an situative Erfordernisse anzupassen (vgl. u. a. SPANGLER & ZIMMERMANN, 1999).

Wie bereits erwähnt, verinnerlicht sich mit zunehmendem Alter das konkrete Bindungsverhalten in eine immer kohärentere Wahrnehmung und Interpretation der eigenen Emotionen und Motive und die anderer. Kinder in der mittleren Kindheit mit einer sicheren Bindungsstrategie drücken im Fantasiespiel und in Erzählungen zu bindungsbezogenen Geschichten und Bildern klare Vorstellungen von fürsorglich agierenden Erwachsenen aus. An diese wenden sie sich vertrauensvoll, damit Gefahren beseitigt werden. Bei Schmerzen, Angst oder seelischem Kummer möchten sie von ihnen getröstet und beschützt werden. Bei Trennungen drücken sie im Spiel Vertrauen auf die Rückkehr der Bezugspersonen aus und zeigen Gefühle von Freude, Entspannung und Glück beim Wiedersehen (GLOGER-TIPPELT & KÖNIG, 2016).

3.1.2 Unsicher-vermeidende Bindung

Kinder mit unsicher-vermeidenden Bindungsrepräsentation haben ihre primären Bezugspersonen immer wieder als nicht ausreichend körperlich und vor allem emotional verfügbar erlebt. Auf ihre Wünsche nach Nähe wurde zurückweisend, ablehnend oder sogar strafend reagiert, sodass sie sich nicht als beachtenswert und liebenswert erfahren konnten. Wegen der Zurückweisungserwartung haben die Kinder gelernt, ihre Bindungsbedürfnisse weitgehend zu vermeiden und bindungsbezogene Gefühle zu deaktivieren. Sie konnten kein stabiles Vertrauen entwickeln, dass ihnen von anderen Menschen geholfen wird, wenn es ihnen nicht gut geht. Kinder mit einem psychisch kranken Elternteil und/oder hoher elterlicher Belastung sind mit dieser fehlenden physischen bzw. psychischen Präsenz der Erwachsenen häufig konfrontiert.

Im Kleinkindalter drückt sich das Verhalten von unsicher-vermeidenden Kindern konkret dadurch aus, dass sie sich bei Belastung (z. B. Trennung von den Eltern) eher sachlichen Dingen zuwenden, um nicht immer wieder von Personen bzw. Beziehungen enttäuscht zu werden. Bei der Wiederbegegnung mit der vertrauten Person zeigen sie keine oder nur sehr verhalten Freude und zugewandte Reaktionen. Allerdings kann man auf körperlich-physiologischer Ebene eine Stressreaktion deutlich sehen (vgl. SPANGLER & ZIMMERMANN, 2019).

In der mittleren Kindheit leugnen und unterdrücken Kinder mit einer vermeidenden Bindungsstrategie im Fantasiespiel und in Erzählungen zu bindungsbezogenen Bildern, negative Gefühle wie Angst, Schmerz, Ärger, Enttäuschung und Traurigkeit. Die Geschichten sind schematisch-funktional und emotional flach auf Alltagsabläufe wie Essen, Schlafen, Weggehen, Wiederkommen ausgerichtet. Es wird häufig betont, dass alles normal sei, Konflikte werden geleugnet oder vergessen (Gloger-Tippelt & König, 2016).

Die eigene Emotionswahrnehmung und die empathische Kompetenz scheinen bei diesen Kindern im späteren Kleinkindalter weniger wichtig zu sein und werden eher vermieden. Man kann sagen, eine unsicher-vermeidende Bindung ist eine nicht effektive und individuelle Form der Emotionsregulation, weil die Belastung nicht wirksam durch den Kontakt zur Bindungsperson reguliert wird (Zimmermann, 2017). Es besteht die Vermutung, dass die Lebensqualität geringer ist, sowohl was die Selbsteinschätzung durch die Kinder selbst betrifft als auch die Einschätzung durch die Eltern.

3.1.3 Unsicher-ambivalente Bindung

Ein sogenanntes unsicher-ambivalentes Bindungsmuster hingegen tritt bei Kindern auf, die zwar durchaus viele Bindungsangebote von ihren Bezugspersonen erhalten haben, die allerdings durch Unberechenbarkeit und Ambivalenz geprägt waren, sodass sie nur schwer einschätzen konnten, ob ihre Bezugsperson nun für sie zur Verfügung stand oder nicht. Diese Kinder mussten die Strategie entwickeln, ihr Verhalten und ihren Gefühlsausdruck in Stresssituationen zu maximieren (im Gegensatz zum Minimieren bei unsicher-vermeidenden Kindern), um die Wahrscheinlichkeit zu erhöhen, dass die erwachsene Bezugsperson sich wirklich um sie kümmert und zur Verfügung steht. Diese dramatisierende Gefühlswahrnehmung bringt es mit sich, dass sich die Kinder schlecht regulieren und beruhigen lassen und das Bindungssystem permanent aktiviert bleibt, auch wenn von außen die Situation und das Beziehungsangebot bereits modifiziert wurde. Das über längere Zeit vorherrschende unberechenbare und inkompetente Fürsorgeverhalten der Bezugspersonen hat zur Folge, dass die betroffenen Kinder kein ausreichendes Vertrauen entwickeln konnten, dass die Fürsorgeperson nun wirklich emotional zugänglich und zuverlässig ist und angebracht auf die ausgesendeten Bindungssignale des Kindes eingeht. Deswegen erleben sich die Kinder oft als hilflos und passiv bezüglich ihrer eigenen Fähigkeiten und Ressourcen.

Sie klammern sich bei Trennungen an die Bindungsperson oder reagieren ärgerlich bis wütend. Die Interaktionen und Beziehungen mit ihren Bezugspersonen sind meist konfliktreich und wenig resilient. Es ist davon auszugehen, dass, wie auch bei der Bindungsvermeidung, die Lebensqualität in verschiedenen Lebensbereichen, v. a. hinsichtlich Familie und Freunde geringer ist als bei sicher gebundenen Kindern.

In Geschichten zu bindungsbezogenen Spielszenen oder Bildern ist bei Kindern im Vorschul- und Grundschulalter eine Steigerung bis Dramatisierung der Bedürftigkeit der Identifikationsfigur zu sehen. Die Kinder stellen die Figuren im Spiel häufig als selbstunsicher und wenig kompetent dar, die Gefahren ungeschützt ausgesetzt sind.

Das Bindungsthema (z. B. Angst oder Trennung) wird nicht geklärt und keine Lösung gefunden. So bemühen sich die handelnden Figuren immer um Aufmerksamkeit und Zuwendung der erwachsenen Bindungspersonen, ohne diese aber in zufriedenstellender Weise zu bekommen. Das Bindungsverhaltenssystem ist ständig aktiviert.

3.1.4 Desorganisation

Und schließlich gibt es Kinder mit desorganisierten Bindungsverhaltensweisen bzw. -repräsentationen, die in Familien mit gehäuften Risikofaktoren, wie z. B. Familien mit einem psychisch erkrankten Elternteil, deutlich überrepräsentiert sind (Bakermans-Kranenburg et al., 2005). Dabei handelt es sich um das Phänomen, dass Kinder ihren eigentlich sicheren Ankerplatz für Schutz und Trost in extremer Ausprägung und über einen längeren Zeitraum als Ursprung von Furcht und Verunsicherung erlebt haben. Dies können sowohl direkte körperliche oder emotionale massive Bedrohungsszenarien, aber auch Beobachtungen außerordentlich überforderter, sich heftig streitender oder auch extrem verängstigter Bezugspersonen gewesen sein. Die Kinder konnten aufgrund der Hilflosigkeit erzeugenden, emotionalen Überflutungen mit diesen wiederholten Erlebnissen keine Strategie für den Umgang mit solch belastenden Situationen entwickeln. Eine organisierte Bindungsstrategie (sicher, vermeidend oder auch ambivalent) ist zusammengebrochen oder fehlt gänzlich. Stressbedingte Gefühle können nur ungenügend reguliert werden und die Angst besteht fort. Wird also das Bindungssystem von Kindern mit Desorganisation aktiviert, entsteht die unlösbare Situation, dass die Person, die eigentlich Sicherheit bieten soll und an die sich das Kind wenden möchte, die Ursache für die angstmachenden Gefühle ist und somit dem Kind keine regulativen Handlungsmöglichkeiten zur Verfügung stellen kann.

Die Bindungsdesorganisation wurde bei jungen Kindern erstmals von Main und Solomon (1990) beschrieben. Beim Kleinkind zeigen sich oft nur kurz wahrnehmbare, widersprüchliche Bewegungen (Annäherung mit gleichzeitiger Abwendung oder Unterbrechung) bei der Wiederbegegnung mit der Mutter im Fremde-Situation-Test und Verhaltensweisen, die Angst ausdrücken, wie z. B. Zusammenkauern, Erstarren (Gloger-Tippelt et al., 2017). Stressbedingte Symptome können also nur unzureichend reguliert werden und Angstzustände bestehen fort.

Im Alltag zeigen die Kinder entweder sehr reduziertes, bis blockiertes oder aber bizarres und chaotisches Verhalten. In Situationen, die eigentlich Schutz und Sicherheit erfordern, gehen sie in die Erwachsenenrolle und versuchen so die Kontrolle über unerwartetes oder potenziell Angst auslösendes Verhalten des Gegenübers zu behalten.

Im Kindergarten- bzw. Grundschulalter zeichnen sie sich durch bestimmendes oder betont fürsorgliches Verhalten gegenüber den erwachsenen Fürsorgepersonen aus. Meist sind auch massive Entwicklungsverzögerungen auf verschiedenen Ebenen (motorisch, sprachlich, emotional, sozial) zu beobachten und die Kinder fallen durch unberechenbares, provokatives oder aggressives Verhalten in Verbindung mit sozialem Rückzug und wenig ausgeprägter kommunikativer Kompetenz auf. Themen zum zwischenmenschlichen Miteinander und Lernen treten in den betreuenden Institutionen dann meist in den Hintergrund und werden durch die auffällige bzw. herausfordernde Persönlichkeitsstruktur und die problematischen Verhaltensweisen der Kinder überdeckt (Julius 2001; Schleiffer, 2016).

Im Puppenspiel oder bei Trennungsbildern spielen die Kinder bizarre, eskalierende und ängstigende Sequenzen ohne Auflösung der Situationen, die auf Furcht oder Desorganisation schließen lassen. Die bindungsrelevanten Kognitionen und Emotionen werden unintegriert dargeboten.

Es lassen sich nach Gloger-Tippelt und König (2016) im Geschichtenergänzungsverfahren verschiedene Formen der Bindungsdesorganisation unterscheiden, die vermutlich auf unterschiedliche Angst auslösende oder sogar traumatisierende Situationen hinweisen. Allerdings bieten sie aufgrund noch nicht ausreichender empirischer Untersuchungen lediglich eingeschränkt Anhaltspunkte für differenzialdiagnostische Aussagen.

Die auffälligste Form der Desorganisation ist die kurz oder auch länger auftretende Blockierung, die in der Praxis an eine extreme Ausprägung eines unsicher-vermeidenden Musters erinnert. Weiterhin wird die strategielose Variante ohne bizarre und negative Spielsequenzen von der strategielos eskalierenden Variante mit extrem destruktiven Spielsequenzen unterschieden, die in der Praxis häufig an eine extreme Ausprägung eines unsicher-ambivalenten Bindungsmuster bzw. einer enthemmten Bindungsstörung erinnern könnte.

Und schließlich gibt es die Desorganisation als Zusatzklassifikation in Verbindung mit einer grundlegenden vermeidenden, ambivalenten oder sogar sicheren Bindungsstrategie, welche in der Praxis gut im Sinne der Ressourcenarbeit genutzt werden kann. In der vorliegenden Studie wurde diese diagnostische Unterscheidung der Zusatzqualifikation allerdings nicht erhoben.

Für die Verbindung zur Empirie der vorliegenden Studie ist die Tatsache relevant, inwieweit hochunsichere bzw. desorganisierte Bindungsqualitäten in Zusammenhang mit dem Belastungsgrad bei psychisch kranken Eltern stehen und inwiefern sie mit einer wahrgenommenen Lebensqualität, im Sinne vorhandener Resilienz, in Zusammenhang stehen. Aufgrund der häufig desolaten persönlichen Strukturen bei einer desorganisierten Bindung und den ungünstigen psychosozialen Bedingungen bei psychisch kranken Familien (vgl. u. a. Köhler-Saretzki, 2016) ist davon auszugehen, dass sowohl die elterliche Belastung als auch die Lebensqualität deutlich geringer ausgeprägt ist, als in überwiegend gesunden, sicher gebundenen Familien.

3.1.5 Reaktive und enthemmte Bindungsstörung

Während die sichere Bindung, die unsicheren Bindungsmuster und auch die Desorganisation noch als Ausprägungen innerhalb eines normalen Varianzspektrums definiert sind, werden die Bindungsstörungen oft als pathologische Extremformen unsicherer Bindung angesehen.

Die Bindungsstörungen beschreiben aber lediglich ein klinisches Störungsbild, das sich nicht ausschließlich nur auf bindungsrelevante Situationen bezieht, wie es die Bindungstheorie fordert. Vor allem die Hauptmerkmale der Bindungsstörung mit Enthemmung nach dem DSM-5 beziehen sich darüber hinaus nicht mehr eindeutig auf Bindungsverhalten, sondern auf abweichendes Sozialverhalten (Gloger-Tippelt & König, 2016).

Es bestehen zwar durchaus Ähnlichkeiten zwischen den unsicheren Bindungsmustern und Verhaltensweisen einer Bindungsstörung. Die Desorganisation stellt dabei sogar einen Grenzfall zwischen einem hochunsicheren Bindungsmuster und einer Bindungsstörung dar, auch wenn die wenigen systematischen empirischen Untersuchungen zu Bindungsstörungen die Abgrenzung von der entwicklungspsychologisch fundierten Desorganisation bestätigen (Ziegenhain et al., 2012). Die Hauptschwierigkeit ist allerdings, dass Bindungsstörungen nicht explizit eine Störung der Bindung innerhalb einer dyadischen Beziehung beschreiben, sondern für beide Bindungsstörungen (enthemmt und reaktiv) das zentrale Merkmal die fehlende Möglichkeit ist, eine Bindungsbeziehung zu einer präferierten Bezugsperson überhaupt aufzubauen und pathogene psychosoziale Umstände die Ursache für die Entwicklung der Störung zu sein scheinen (Gloger-Tippelt et al., 2001, 2016).

Weiterhin besteht das grundsätzliche Problem, dass die Begriffe und Beschreibungen der Bindungsstörungen in den Diagnosesystemen DSM-5 und ICD-10 unabhängig von der Bindungstheorie existieren, obwohl sie in der Praxis häufig mit ihr in Zusammenhang gebracht werden.

In den beiden bestehenden Diagnoseklassifikationssystemen werden die Bindungsstörungen unter verschiedene Störungsrubriken eingeordnet. Beim ICD-10 sind die Bindungsstörungen noch unter den Verhaltens- und emotionalen Störungen mit Beginn in Kindheit/Jugend F9 (ICD-10) subsumiert und beim DSM-5 wurden sie als zwei getrennte Störungen unter das neue Kapitel der Trauma- und belastungsbezogenen Störungen geordnet. Die Einordnung und damit verbundenen Veränderungen ins ICD-11 sind noch nicht abzusehen.

Beide Systeme unterscheiden aber die reaktive Bindungsstörung (F 94.1, ICD-10) mit anhaltenden sozialen und emotionalen Auffälligkeiten bzw. gehemmtem emotional zurückgezogenen Verhalten gegenüber Bezugspersonen. Und die Bindungsstörung mit Enthemmung (F94.2, ICD-10) mit diffusem, wahllosem und grenzüberschreitendem Bindungsverhalten, auch gegenüber fremden Personen bzw. ein Verhaltensmuster mit kulturell unangemessenem, übermäßig vertrautem Verhalten gegenüber relativ Unbekannten (ICD-10, 2016; Falkai et al., 2015).

Hauptmerkmal der reaktiven Bindungsstörung ist ein deutlich gestörtes und entwicklungsinadäquates Beziehungsverhalten in den meisten Kontexten mit einem Muster emotionaler Zurückgezogenheit und fehlender oder stark unterentwickelter Bindung zwischen Kind und Betreuungsperson.

Die Kinder zeigen eine Hemmung der natürlichen Tendenz, Trost und Zuwendung von Fürsorgepersonen zu suchen, wenn sie bedrückt sind. Das Bindungssystem mit den sozialen Reaktionen in bindungsrelevanten Situationen ist übermäßig gehemmt. Weiterhin werden die Kinder als besonders wachsam oder ambivalent beschrieben. Sie äußern deutlich widersprüchliche oder ambivalente soziale Reaktionen in verschiedenen Situationen.

Die emotionale Störung drückt sich in einem Verlust emotionaler Ansprechbarkeit und sozialem Rückzug mit aggressiven Reaktionen aus.

Die enthemmte Bindungsstörung könnte man als Hyperaktivierung des Bindungssystems betrachten. Nach der ICD und dem DSM verhalten sich Kinder mit einer Beziehungsstörung mit Enthemmung verbal und körperlich distanzlos und generell wahllos in Sozialbeziehungen und sind jederzeit dazu bereit, ohne oder nur mit geringem Zögern mit unbekannten Erwachsenen wegzugehen. Sie versichern sich nicht der Anwesenheit der erwachsenen Bezugsperson beim Entfernen während eines gewagten Unterfangens selbst in unbekannter Umgebung. Bei bindungsrelevanten Ereignissen, die z. B. Traurigkeit auslösen, wenden sie sich auch an unbekannte Personen, ohne allerdings Trost zu suchen.

In der frühen Kindheit (bis etwa zwei Jahre) ist entweder ein allgemeines Anklammerungsverhalten oder in der frühen und mittleren Kindheit ein extrem aufmerksamkeitsheischendes und unterschiedslos freundliches Verhalten zu beobachten.

Weitere Bedingung für die Diagnosestellung nach dem DSM-5 ist, dass das Kind ein Muster von extrem unzureichender Fürsorge erlebt hat. Dazu gehört:

- Soziale Vernachlässigung oder Deprivation in Form von andauernder Missachtung grundlegender emotionaler Bedürfnisse des Kindes nach Geborgenheit, Anregung und Zuneigung durch betreuende Erwachsene.
- Wiederholter Wechsel der primären Bezugspersonen, der die Möglichkeit begrenzt, stabile Bindungen zu entwickeln.
- Aufwachsen in einem ungewöhnlichen Umfeld, dass die Möglichkeit stark einschränkt, individuelle Bindungen einzugehen (z. B. Institutionen mit hohem Kinder-Betreuer-Verhältnis).

Das Kind muss den Entwicklungsstand eines mindestens neunmonatigen Kindes haben und die Störung muss seit mindestens zwölf Monaten vorliegen (Falkai et al., 2015).

Häufig zu beobachten ist diese Störung bei misshandelten bzw. vernachlässigten Kindern in stationären Einrichtungen der Kinder- und Jugendhilfe oder bei Pflegefamilien mit vielen Bindungsabbrüchen in der Vorgeschichte.

Es herrscht weitgehend Einigkeit darüber, dass es diese Gruppe von Störungen gibt, da sie als Erscheinungsbild geläufig und anerkannt sind und ihre Bedeutung in der Praxis hoch ist.

Trotzdem wurden sie bislang kaum systematisch empirisch erforscht. Unter anderem besteht deshalb eine Unklarheit bzgl. der grundlegenden diagnostischen Kriterien und der optimalen Unterteilung und Klassifikation.

3.2 Bindung, elterliche Belastung und psychische Erkrankung

Welchen Einfluss bzw. Auswirkung auf die Bindungsentwicklung eines Kindes kann man bei chronisch belasteten Elternsein beobachten? Vor allem wenn eine psychische Erkrankung eines Elternteils in der Familie vorliegt, welche die subjektiv wahrgenommene Belastung im Umgang mit dem Kind, einschließlich der damit verbundenen Aufgaben und Pflichten verstärkt.

Die Interaktion zwischen Eltern und Kind ist durch die chronische Überforderung des Elternseins durch einen Mangel an Vertrauen, Zuwendung und Feinfühligkeit, körperlicher und emotionaler Verfügbarkeit und Zuverlässigkeit geprägt. Den gestressten Eltern gelingt es meist nur ungenügend, einen ausreichend sicheren Hafen (Brisch, 2019) für die Bedürfnisse ihrer Kinder zu bieten und damit eine angemessene Beziehungskontinuität zu gewährleisten. Dies hat Auswirkungen auf das Bindungsverhalten, bzw. die sich zunehmend entwickelnden Bindungsrepräsentationen im späteren Kleinkindalter. Bei gleichzeitig vorliegender psychischer Erkrankung eines Elternteils verstärkt sich die elterliche Belastung im Erziehungs- und Beziehungsverhalten noch drastisch. Die ohnehin teilweise sehr anstrengenden alltäglichen Aufgaben und Pflichten des Erziehens (Vorbild sein, mitfühlen, fördern, motivieren, unterstützten, Grenzen setzen, usw.) werden davon überlagert, die eigenen inneren negativen Zustände der psychischen Erkrankung bewältigen zu müssen.

Es gibt einzelne Untersuchungsergebnisse, dass z. B. bei schizophren erkrankten Eltern in der Tendenz häufiger vermeidendes Bindungsverhalten in Kombination mit schwerer Bindungsstörung bei den Kindern zu beobachten sind. Schizophrenie ist aufgrund des meist frühen Beginns, der Intensität und des Langzeitverlaufes eine sehr schwere psychische Erkrankung mit meist massiveren Auswirkungen auf die gesamte Familie als andere Störungsbilder. Ängste oder Depressionen hingegen scheinen tendenziell eher mit unsicher-ambivalenten Bindungsmustern bei den Kindern in Zusammenhang zu stehen (Riedel, 2007).

Grundsätzlich lässt sich aber weder wissenschaftlich feststellen noch in der Praxis beobachten, dass einer ausgewählten psychischen Erkrankung ein bestimmtes Bindungsmuster (auf der Erwachsenenebene) zugrunde liegt oder dass eine ausgewählte Störung ein spezifisches Bindungsmuster nach sich zieht. Relativ gesichert ist lediglich, dass allgemein in klinischen Stichproben vermehrt unsichere (unsicher-vermeidendend, unsicher-ambivalent/verstrickt) oder desorganisierte Bindungsrepräsentationen (traumatisiert-unverarbeiteter Bindungsstil) bei Erwachsenen festzustellen sind (van Ijzendoorn & Schuengel, 2001).

Lenz (2012) betont, dass neben der Dauer und der Schwere vor allem der Zeitpunkt der Erstmanifestation der Erkrankung bei den Eltern einen entscheidenden Einfluss auf die (Bindungs-)Entwicklung der Kinder darstellt. Wenn Kinder bereits seit ihrer Geburt mit einem erkrankten Elternteil konfrontiert wurden, fehlen ihnen von Beginn an spiegelnde oder feinfühlige Interaktionserfahrungen. Es gibt kaum eine erlebte Erfahrung, dass erwachsene Personen hilfreich sind, um sich in Belastungssituationen wieder besser fühlen zu können. Deshalb lernen die Kinder, Kontakt und Beziehung zu vermeiden und sich durch Orientierung an der Spiel- und Sachwelt selbst zu regulieren. Bindungsrelevante Gefühle werden verdrängt bzw. minimiert.

Kinder, die zunächst Bindungserfahrungen mit zugewandten, feinfühligen Eltern machen konnten und erst später im Lauf der Kindheit erkrankt sind, reagieren hinsichtlich der Inanspruchnahme von anderen Personen bei Stress und Bedrohung eher unsicher-ambivalent. Sie haben nicht von Geburt an eine fehlende Reaktion auf ihre Wünsche nach Kontakt zur primären Bezugsperson erlebt, sondern sie konnten einige Erfahrungen sammeln, dass Erwachsene hilfreich sein können. Erst nach und nach sendet in diesem Fall der nun erkrankte Elternteil ambivalente Signale mit einer Mischung aus Vermeidung (wegen eigener Überforderung) und weiterhin Zugewandtheit aus. Dies führt beim Kind zunehmend zu Gefühlen der Verunsicherung bis hin zu Wut und Enttäuschung über die Unzuverlässigkeit in der Beziehungskontinuität. Bindungsrelevante Gefühle werden maximiert, um die Wahrscheinlichkeit zu erhöhen, dass die Bindungsperson im Kontakt bleibt.

Aus den theoretischen Ableitungen lassen sich bis zu diesem Punkt folgende Schlussfolgerungen ziehen: Je schwerer die psychische Erkrankung der Eltern, je höher die elterliche Belastung in der Erziehung und Beziehung und je unsicherer die Bindung der Kinder, desto schlechter die Lebensqualität der Kinder.

4 Resilienz

Beitrag von Prof. Dr. Albert Lenz

4.1 Einleitung

Kinder psychisch erkrankter Eltern stellen eine besondere Risikogruppe dar. Wachsen Kinder in Familien auf, in denen ein Elternteil oder beide Eltern psychisch erkrankt sind, sind sie in vielfältiger Weise durch die elterliche Erkrankung betroffen und stehen unter erhöhtem Risiko, selbst eine psychische Störung zu entwickeln.

Trotz multipler Belastungen entwickeln aber nicht alle Kinder psychisch erkrankter Eltern psychische Auffälligkeiten und Störungen. Antworten darauf, warum Kinder trotz multipler Belastungen und Risikoerfahrungen nicht selbst erkranken oder die Belastungen ohne langfristige klinisch relevante Störungen überstehen und eine relativ gute Entwicklung nehmen, bieten die Erkenntnisse der Resilienzforschung (Bender & Lösel, 1998; Lenz, 2014). Das Konzept der Resilienz geht über die defizitorientierten Modelle hinaus, die lediglich Erklärungen für psychopathologische Entwicklungen liefern, und macht Aussagen darüber, warum Individuen trotz risikoreicher Bedingungen nicht erkranken, schneller wieder gesunden oder positive Entwicklungen zeigen. Die Analyse günstiger Entwicklungen oder Gesundungsverläufe sind von enormer Bedeutung sowohl für Prävention, Beratung als auch für die Behandlung von Problemen bzw. Störungen (O'Dougherty et al., 2013). Die Resilienzforschung hat mittlerweile eine Vielzahl an empirischen Ergebnissen vorgelegt, die sowohl von theoretischer als auch anwendungsbezogener Bedeutung sind (O'Dougherty et al., 2013). Die Untersuchung der zugrunde liegenden Prozesse hat die Entwicklung von ressourcenfördernden Interventionen vorangetrieben.

4.2 Definition von Resilienz

Der Begriff der Resilienz leitet sich vom englischen Wort »resilience« (Spannkraft, Elastizität, Strapazierfähigkeit) ab und bezeichnet allgemein die psychische Robustheit und Widerstandskraft von Menschen angesichts belastender Lebensereignisse.

Masten und Obradovic (2008) verstehen Resilienz als ein breit angelegtes Dachkonstrukt, unter dem ganz verschiedene Facetten psychischer Widerstandskraft angesiedelt sind:

- Resilienz als Resistenz: Resiliente Menschen bleiben angesichts von Stressoren oder Risikobedingungen psychisch stabil und nehmen eine gesunde Entwicklung. Resilienz ist vergleichbar mit der Immunität des Körpers gegenüber bestimmten Erregern.
- Resilienz als Regeneration: Als resilient gelten Menschen, die von Stressoren oder Risikobedingungen zwar kurzfristig belastet sind, aber nach einiger Zeit ohne größere Probleme wieder gesunden, sich rasch von Störungen erholen und wieder in ihren Alltag zurückfinden.
- Resilienz als Rekonfiguration: Bei dieser Definition von Resilienz wird die Bedeutung der Anpassungsfähigkeit von Menschen betont. Dieser Aspekt ist besonders bei der Diskussion über Resilienz bei Kindern und Jugendlichen von Bedeutung, da eine gesunde Entwicklung unter widrigen Lebensumständen häufig große Anpassungsleistungen von den betroffenen Kindern erfordert (Cicchetti & Cohen, 2006).

In den drei Definitionen von Resilienz steht die Art der Bewältigung von Belastungen im Mittelpunkt, wobei ganz unterschiedliche Bewältigungsverläufe unterstellt werden, wenn von Resilienz gesprochen wird.

Speziell in der Forschung zur Resilienz im Erwachsenenalter wird die psychische Widerstandskraft immer wieder als Persönlichkeitsmerkmal betrachtet (siehe z. B. Letzring et al., 2005). Diese Forschungstradition spielt in der entwicklungspathologischen Resilienz kaum eine Rolle. Kritiker wenden ein, dass eine Konzeptualisierung von Resilienz als Persönlichkeitsmerkmal der Annahme Vorschub geleistet wird, Resilienz sei eine feste Größe, über die einige Menschen verfügen und andere nicht. Luthar et al. (2000) weisen zudem darauf hin, dass eine solche Auffassung nicht förderlich für die Entwicklung resilienzfördernder Interventionsprogramme ist und außerdem die Gefahr von Schuldzuweisungen gegenüber Menschen in sich birgt, nicht über die schützende Eigenschaft zu verfügen.

Mittlerweile dominiert in der wissenschaftlichen Diskussion die Vorstellung, Resilienz als Ergebnis eines hochkomplexen Zusammenspiels verschiedener Einflussfaktoren zu betrachten. Folgende Charakteristika zeichnen das Konzept der Resilienz aus (siehe ausführlich Reinelt et al., 2016):

Resilienz ist dynamisch. Die individuellen Merkmale, die eine resiliente Entwicklung oder einen resilienten Umgang mit Stressoren erleichtern, entwickeln sich prozesshaft im zeitlichen Verlauf und in den Interaktionen im sozialen Kontext.

Resilienz ist variabel. Menschen, die zu einem bestimmten Zeitpunkt ihres Lebens relativ resilient sind, können zu anderen Zeitpunkten wesentlich vulnerabel sein.

Resilienz ist situationsspezifisch. Menschen, die sich gegenüber bestimmten widrigen Lebensumständen bzw. bestimmten Stressoren resilient zeigen, können angesichts anderer Lebensumstände bzw. Stressoren durchaus größere Bewältigungsprobleme zeigen.

Resilienz ist multidimensional. Anpassungs- und Bewältigungsleistungen können in verschiedenen Lebensbereichen unterschiedlich ausgeprägt sein (z. B. kann eine Person im Bereich der intellektuellen Leistungsfähigkeit gute Bewältigungskompetenzen zeigen, im Bereich der sozial-emotionalen Kompetenzen aber größere Anpassungsprobleme offenbaren).

Die Einflussfaktoren, die zur Resilienz führen, werden als Schutz- oder Resilienzfaktoren bezeichnet. Das Vorhandensein von Schutz- oder Resilienzfaktoren bedeutet nicht eine vollständige Immunität oder Widerstandskraft gegenüber widrigen Lebensbedingungen oder bestimmten Stressoren. Die Faktoren vermindern vielmehr die Wahrscheinlichkeit für ein negatives Bewältigungsergebnis oder die Entwicklung von Störungen bzw. Auffälligkeiten. LAUCHT (1999) macht darauf aufmerksam, dass von Schutz- oder Resilienzfaktoren nur gesprochen werden sollte, wenn diese den schädigenden Einfluss eines Risikofaktors im Sinne eines Puffereffektes abmildern oder verhindern (siehe auch HOLTMANN & SCHMIDT, 2004).

Risiko- und Schutzfaktoren als entwicklungsgefährdende bzw. resilienzfördernde Faktoren stellen den integralen Bestandteil des Resilienzkonzepts dar. Sie wirken in spezifischer Weise zusammen. Dies bedeutet, dass ein Schutzfaktor vor allem bei Vorliegen einer Gefährdung wirksam ist. Protektive Faktoren mindern oder beseitigen den Risikoeffekt, während durch die Abwesenheit protektiver Faktoren der Risikoeffekt voll zum Ausbruch kommt. Das heißt, dass bei fehlender Resilienz risikoerhöhende Umstände zum Tragen kommen, während beim Vorhandensein protektiver Faktoren pathogene bzw. entwicklungshemmende Einflüsse der Risikofaktoren abgepuffert werden (RUTTER, 2012).

Die Schutz- oder Resilienzfaktoren werden in personale, soziale und soziokulturelle Faktoren unterteilt. Im Kindes- und Jugendalter wird darüber hinaus die Bedeutung von familiären Faktoren und Interaktionsmerkmalen betont (MASTEN, 2007; O'DOUGHERTY et al., 2013).

Die sozialen und soziokulturellen Schutzfaktoren werden mittlerweile auch unter dem Gesichtspunkt von Systemresilienz betrachtet. Es wird angenommen, dass sowohl soziale Systeme wie Familie, Nachbarschaft oder Gemeinde als auch strukturelle Systeme wie Gesundheitswesen und Katastrophenschutz gegenüber Störungen und Risiken mehr oder weniger resilient sein können.

4.3 Forschung zu Resilienz bei Kindern und Jugendlichen

In der Forschung zu Resilienz bei Kindern und Jugendlichen wird Resilienz als gute (gesunde) Entwicklung trotz ernsthafter Gefährdungen für Anpassung oder Entwicklung verstanden (Reinelt et al., 2016). Gefährdungen für Anpassung und Entwicklung werden in den meisten Studien über einen Risikoindex operationalisiert, indem organische (z. B. Schwangerschaftskomplikationen) und psychosoziale Belastungen (z. B. niedriges Bildungsniveau der Eltern, Partnerschaftskonflikte, psychische Störungen der Eltern) kombiniert werden. Als Indikatoren für eine gute (gesunde) Entwicklung werden abhängig vom Alter der Kinder Kompetenzen gemessen, die allgemein als Merkmale von Entwicklung gelten, wie z. B. motorische Fähigkeiten, kognitive und verbale Leistungsfähigkeit sowie sozial-emotionale Entwicklung (Laucht, 1999; Masten, 2001). In einigen Studien werden darüber hinaus auch psychische Auffälligkeiten und Störungen unter bestimmten Risikobedingungen erhoben.

Untersucht wurden in prospektiven Längsschnittstudien und kontrollierten Querschnittsstudien verschiedene Risikogruppen wie z. B. Kinder aus Familien mit multiplen psychosozialen Belastungen (siehe im Überblick Lenz, 2008, 2014).

Die Studie, die den Beginn der Resilienzforschung im Bereich der Entwicklungspsychologie und -pathologie darstellt, wurde von Emmy Werner und ihrem Team (Werner & Smith, 1982) durchgeführt. Untersucht wurde der Einfluss verschiedener biologischer und psychosozialer Risikofaktoren sowie kritischer Lebensereignisse auf die Entwicklung von 698 Kindern, die 1955 auf der hawaiianischen Insel Kauai geboren wurden. Die Datenerhebung bei der vollständigen Geburtsjahrgangskohorte begann bereits während der Schwangerschaft und wurde im Alter von 1, 2, 10, 18, 32 und 40 Jahren fortgesetzt. In die Studie wurden demografische Angaben zur Familiengeschichte, zur aktuellen Familie und zum Haushalt, Interviews bei Hausbesuchen, Informationen aus pädiatrischen Untersuchungen, psychologische Testverfahren, Schulnoten, Berichte von Erziehungs- und Gesundheitseinrichtungen sowie von Sozialdiensten und Polizeiämtern einbezogen. Differenzielle Erkenntnisse über die Entwicklung der sogenannten »Resilienten«, die trotz belastender Lebensbedingungen und Umstände eine gesunde Entwicklung nahmen, wurden über die Teilstichprobe von Kindern gewonnen, die im Alter von zwei Jahren mit mindestens vier Risikofaktoren – z. B. Armut, psychisch erkrankter Elternteil, Scheidung und Arbeitslosigkeit der Eltern – belastet waren. Ein Drittel der Gesamtkohorte musste dieser Hochrisikogruppe zugerechnet werden, davon nahmen zwei Drittel eine ungünstige Entwicklung. Ein großer Teil dieser Personen kam aus armen und desorganisierten Familien und zeigte seit früher Kindheit Auffälligkeiten in der Schule, wiederholte kriminelle Handlungen und gesundheitliche Schwierigkeiten. Ein Drittel der Hochrisikogruppe (ca. 10 % der Gesamtkohorte) entwickelte sich zu relativ psychisch gesunden und kompetenten Erwachsenen.

In Deutschland durchgeführte Längsschnittstudien jüngeren Datums sind die Mannheimer Risikokinderstudie (Laucht et al., 1994) und die Bielefelder Invulnerabilitätsstudie (Bender & Lösel, 1997). In der Mannheimer Risikokinderstudie wurden die Chancen und Risiken von Kindern, deren gesunde Entwicklung durch frühe, bereits bei Geburt bestehenden organischen und psychosozialen Belastungen gefährdet ist, untersucht (Esser & Schmidt, 2017; Hohm et al., 2017; Zohsel et al., 2017). Im Unterschied zur Mannheimer Kinderrisikostudie wurde in der Bielefelder Studie zur Resilienz ein Zweigruppendesign gewählt, in dem eine resiliente Gruppe mit einer auffälligen Hochrisikogruppe Jugendlicher verglichen wurde.

Obwohl sich die Studien auf unterschiedliche Stichproben in verschiedenen sozialen und kulturellen Kontexten stützen, mit unterschiedlichen Methoden durchgeführt wurden und hinsichtlich der untersuchten Entwicklungsabschnitte und Risikofaktoren variieren, zeigen sich konsistente Befunde. Es kann also von bedeutsamen generellen Schutzfaktoren für eine gesunde Entwicklung ausgegangen werden (Masten, 2007; O'Dougherty et al., 2013). Die empirisch untersuchten und aktuell diskutierten generellen Schutzfaktoren lassen sich in personale, familienbezogene und umfeldbezogene Merkmale klassifizieren:

- Personale Merkmale (z. B. effektive Emotionsregulation, hohe Selbstwirksamkeitserwartungen, Temperament, Selbstvertrauen und hohes Selbstwertgefühl, Bewältigungskompetenzen)
- Merkmale von Familien (z. B. emotional sicher und stabile Bindung, emotional positives und zugleich Grenzen setzendes Erziehungsklima, harmonische elterliche Paarbeziehung)
- Familiäre Interaktionsmerkmale (z. B. emotionale Verbundenheit, Flexibilität in den familiären Strukturen, Kohäsion, Ausdruck von Gefühlen, offene und kongruente Kommunikation, familiäre Bewältigungskompetenzen)
- Soziale und soziokulturelle Merkmale (z. B. zuverlässige, vertrauensvolle Beziehung zu außerfamiliären Personen, Einbindung in das soziale Netzwerk und soziale Unterstützung, gute Schule und Gesundheitsversorgung, Integration in Gruppen, Vereine etc.)

In den letzten Jahren wurden darüber hinaus biologische Korrelate von Resilienz untersucht. Es konnten hierbei sowohl neuronale Areale identifiziert werden, die in Resilienz involviert sind, wie z. B. der dorsolaterale anteriore cinguläre Kortex (Peterson et al., 2014) sowie neurobiologische und neurochemische Marker (Kalisch et al., 2015) sowie genetische Faktoren (Cicchetti & Rogosch,

2012). Auch epigenetische Prozesse werden als mögliche biologische Substrate im Zusammenhang mit der Ausbildung von Resilienz angenommen (SCHMIDT et al., 2012).

4.4 Familiäre Resilienz – System Familie als Schutzfaktor

Das Konzept der familiären Resilienz geht über den Blick auf einzelne Familienmitglieder als potenzielle Ressourcen für einzelne Personen hinaus und richtet die Aufmerksamkeit auf das System Familie (WALSH, 2003). Die Einführung einer systemischen Perspektive, wie sie in Familienberatungsstellen angewendet wird, stellt eine Erweiterung des Resilienzkonzeptes dar. Die familiäre Resilienz fokussiert auf Prozesse, die es der Familie als System ermöglichen, ihre Aufgaben trotz vorliegender widriger und belastender Lebensumstände gut zu erfüllen und eine gesunde Entwicklung ihrer Mitglieder zu fördern. Analog zur individuumsbezogenen Resilienzforschung werden familiäre Interaktionsprozesse und -muster untersucht, die dazu beitragen, Belastungen in der Familie abzupuffern (WALSH, 2016):

- *Konstruktive Überzeugungen der Familie:* Resiliente Familien legen Wert auf ein Zusammengehörigkeitsgefühl und sehen eine gemeinsame Herausforderung in der Bewältigung belastender Lebensumstände. In diesen Familien überwiegt die Überzeugung, dass die Probleme am besten dann überwunden werden können, wenn die Familienmitglieder zusammenstehen und gemeinsam versuchen, Lösungen oder Wege aus der Krise zu finden. Eine optimistische Einstellung legt Energien frei und motiviert zu Anstrengungen, sich mit widrigen Lebensumständen auseinanderzusetzen. Resiliente Familien haben die Hoffnung, eine Situation meistern zu können und außerdem das Vertrauen entwickelt, dass durch Bemühungen etwas bewirkt werden kann. Optimismus bedeutet hierbei nicht die Verleugnung der Wirklichkeit und der möglichen Grenzen von Veränderung bzw. Besserung, sondern eine positive Haltung, die zu Anstrengungen ermuntert, die Belastungen und Gefährdungen reduzieren zu wollen und dadurch Chancen auf Veränderungen zu erhöhen (WALSH, 2016). Viele Familien ziehen die Kraft und Orientierung für ihre Bemühungen, aber auch den Trost aus ihren religiösen Bindungen. Der Glaube und das Zusammengehörigkeitsgefühl in religiösen Gemeinschaften und Kirchengemeinschaften stellen wichtige Quellen der Resilienz dar.
- *Flexibilität und Verbundenheit:* Eine resiliente Familie kann sich auf verschiedene Situationen einstellen und auf unterschiedliche Weise organisieren,

um angemessen mit den Herausforderungen und Belastungen, mit denen sie konfrontiert ist, umzugehen. Mit den Begriffen Flexibilität und Verbundenheit werden diese Merkmale familiärer Resilienz bezeichnet. Flexibilität meint dabei die Fähigkeit, sich veränderten bzw. wechselnden Situationen rasch anzupassen und somit wieder Stabilität herzustellen. Wenn z. B. Eltern eine psychische Störung entwickeln, an Krebs erkranken oder sich scheiden lassen, ist eine Aufrechterhaltung des normalen und vertrauten Lebens in der Familie meist nicht mehr oder zumindest für eine bestimmte Zeit nicht mehr möglich. Die Familie muss sich deshalb möglichst schnell an die neue Situation anpassen können (Walsh, 2016). Dazu ist es notwendig, die eingetretene Situation zu sondieren, neue Vorstellungen über das Familienleben zu entwickeln, Aufgaben in der Familie zumindest vorübergehend neu zu verteilen und Beziehungen neu zu gestalten oder auszugleichen. Einen weiteren wichtigen Aspekt der familiären Resilienz stellt die Verbundenheit der Familienmitglieder dar. Verbundenheit meint die gefühlsmäßige Bindung untereinander und das Gefühl der inneren Verpflichtungen, sich bei Belastungen und Problemen gegenseitig zu stützen und die Herausforderungen gemeinsam durchzustehen. Zugleich wird in resilienten Familien respektiert, dass jedes Mitglied anders ist, eine eigene Persönlichkeit besitzt und auch seine Grenzen hat.

- *Familiäre Schlüsselprozesse:* Walsh (2003) hat die resilienzfördernden Interaktionsmuster und -prozesse zu familiären Schlüsselprozessen verknüpft, die gezielte Ansatzpunkte für familientherapeutische Interventionen schaffen. In den familiären Schlüsselprozessen wirken die Schutzfaktoren in einem komplex vernetzten Prozess aufeinander ein und beeinflussen sich durch vielfältige Wechselwirkungen gegenseitig.

  Walsh (2003) beschreibt drei große Klassen von Schlüsselprozessen familiärer Resilienz: geteilte Überzeugungen von Familien, Organisationsmuster sowie Kommunikations- und Problemlöseprozesse:

  1. Geteilte Überzeugungen von Familien:
  In widrigen Lebensumständen einen Sinn finden, optimistische Einstellung, Transzendenz und Spiritualität (z. B. übergeordnete Werte, Sinn und Zweck, religiöser Glaube, heilende Rituale, Unterstützung durch Kirchengemeinde).
  2. Familiäre Organisationsmuster:
  Flexibilität in den familiären Strukturen (z. B. Offenheit für Veränderungen: co-elterliche Beziehung, gleichberechtigte Partnerschaft), Verbundenheit (z. B. gegenseitige Unterstützung, Zusammenarbeit und Verbindlichkeit, Respekt vor Bedürfnissen sowie Unterschiede und Grenzen des Einzelnen), soziale Ressourcen (verwandtschaftliche, soziale und umfeldbezogene Netzwerke)
  3. Kommunikations- und Problemlöseprozesse
  Klarheit schaffen (z. B. eindeutige, in sich stimmige Botschaften; Suche nach Wahrheit, Wahrheiten aussprechen), Gefühle zum Ausdruck bringen

Ausgangspunkt ist die Prämisse, dass sich Krisen und anhaltende Belastungen auf die gesamte Familie auswirken. Starke familiäre Interaktionsprozesse schaffen Entlastung, während schwache Interaktionsprozesse zu einer schlechten Anpassung an die Belastungssituation aller Familienmitglieder und des familiären Systems führen. Entscheidend sind die Reaktionen der Familie auf die Belastungen. Sie können die Funktionsweise einer Familie zusammenbrechen lassen, wobei sich die Wirkungen davon allmählich auf alle Familienmitglieder ausbreiten. Durch interaktive Schlüsselprozesse wird hingegen das System Familie befähigt, Belastungen zu vermindern, sich von Krisen zu erholen, das Risiko der Dysfunktionalität zu verringern und eine Adaptation an neue Lebensumstände zu unterstützen.

4.5 Schutzfaktoren bei Kindern psychisch erkrankter Eltern

Während eine ganze Reihe von Befunden aus der allgemeinen Resilienzforschung vorliegen, stehen Forschungsansätze im Hinblick auf spezielle Gruppen, wie z. B. Kinder bzw. Familien psychisch erkrankter Eltern, noch am Anfang. Eine der wenigen Arbeiten, in der die positive Anpassung von Kindern mit psychisch erkrankten Eltern untersucht wurde, stammt von Beardslee und Podorefky (1988). Die Autoren haben aus einer größeren Stichprobe gezielt 18 resiliente jugendliche Kinder, von denen ein Elternteil an einer Depression erkrankt war, danach befragt, wie sie die elterliche Erkrankung wahrnehmen und kognitiv verarbeiten. Die Jugendlichen beschrieben sich selbst als Personen, die sich aktiv in schulischen und sozialen Aktivitäten engagieren sowie enge, vertrauensvolle Beziehungen innerhalb und außerhalb der Familie besitzen. Sie zeigten darüber hinaus eine angemessene kognitive Bewertung der Erkrankung und anderer familiärer Stressfaktoren sowie eine realistische Einschätzung der eigenen Möglichkeiten und Kompetenzen. Mattejat und Remschmidt (2008) heben darüber hinaus in ihrer Studie hervor, dass die Auswirkungen der psychischen Erkrankung eines Elternteils stark von der psychischen Verfassung des anderen Elternteils, von der Qualität der Ehebeziehung und dem Umgang mit der psychischen Erkrankung in der Familie abhängig sind.

Diese Befunde entsprechen weitgehend den Ergebnissen allgemeiner Resilienzstudien, wonach positive Beziehungen innerhalb der Familie und auch außerhalb der Familie einen wichtigen Schutzfaktor für Kinder darstellen. In der BELLA-Studie zeigte sich beispielsweise, dass sich die Ressourcen des Familiensystems hinsichtlich psychischer Auffälligkeit der Kinder deutlich protektiv auswirken, das heißt sie verringern die Wahrscheinlichkeit für psychische Störungen und Gefährdungen signifikant (Ravens-Sieberer et al., 2007).

Neben der Beziehungsqualität heben Mattejat und Remschmidt (2008) im Anschluss an Cumming und Davis die Krankheitsbewältigung als weiteren zentralen protektiven Faktor hervor.

- *Beziehungsqualität:* Kinder psychisch kranker Eltern haben dann gute Entwicklungsmöglichkeiten, wenn sie und ihre erkrankten Eltern sich auf tragfähige und Sicherheit vermittelnde Beziehungen stützen können, das heißt auf Beziehungen, die emotional, kognitiv und im praktischen Handeln unterstützende Funktionen erfüllen, und in denen gleichermaßen Bindung wie auch Eigenständigkeit ermöglicht werden.
  Gemeint sind damit:
  - die Beziehung zwischen erkranktem Elternteil und Kind,
  - die Beziehung zwischen gesundem Elternteil und Kind,
  - die eheliche Beziehung,
  - die Beziehung des Kindes zu anderen wichtigen Bezugspersonen innerhalb und/ oder außerhalb der Familie,
  - die Beziehung der beiden Elternteile zu anderen wichtigen Bezugspersonen innerhalb und/ oder außerhalb der Familie.
- *Krankheitsbewältigung:* Kinder psychisch erkrankter Eltern haben dann gute Entwicklungschancen, wenn Eltern, Angehörige und die Kinder selbst lernen, in angemessener Weise mit der Erkrankung umzugehen. Zur angemessenen Krankheitsbewältigung gehören:
  - das Einstellen auf die Erkrankung und dabei das Praktizieren angemessener Bewältigungsformen (angemessen ist ein aktiver und offener Umgang mit der Krankheit in der Familie und eine alters- und entwicklungsadäquate Krankheitsaufklärung der Kinder),
  - flexible Arbeits- und Aufgabenteilung in der Familie, Nutzung von informellen Hilfsmöglichkeiten im sozialen Netzwerk, Kooperation mit psychiatrisch-psychotherapeutischen Fachinstanzen und Einrichtungen der Jugendhilfe.

  Von besonderer Bedeutung bei der Krankheitsbewältigung sind das Krankheitswissen und Krankheitsverstehen sowie der offene und aktive Umgang mit der Krankheit in der Familie (vgl. Lenz, 2008, 2014; Sollberger et al., 2008)
- *Krankheitswissen und Krankheitsverstehen:* Das Wissen um die Krankheit der Eltern sowie Informationen über den Krankheitsverlauf und die Behandlung stellen einen ganz besonderen Schutzfaktor für die Kinder dar. Hierbei geht es aber nicht um eine bloße Vermittlung von Wissen über die Krankheit, die Symptome oder die Diagnose und die Behandlung, sondern um eine altersgemäße Aufklärung des einzelnen Kindes, die ein Verstehen ermöglicht. Schutz

und Widerstandsfähigkeit bietet also nicht ein »abstraktes« Wissen über die Krankheit, sondern ein Verständnis für die elterlichen Verhaltensweisen, für die Auswirkungen der Krankheit auf die Familie und die Belastungen, die sich im Alltag ergeben können. Wissensvermittlung sollte daher immer mit dem Ziel erfolgen, das Verständnis der Kinder zu verbessern. Die Anknüpfungspunkte sollten dabei die Fragen, Sorgen und Ängste der Kinder sein. Diese können von Kind zu Kind sehr unterschiedlich ausfallen und werden sich im Verlauf der Krankheit und Behandlung auch verändern.
Die Kinder werden durch Wissen und Verstehen der elterlichen Erkrankung in die Lage versetzt, die Situation zu begreifen, Ressourcen zu mobilisieren sowie Belastungen zu bewältigen, um ihre eigene Gesundheit und ihr Wohlbefinden fördern und schützen zu können. Die große Bedeutung von Krankheitswissen und Krankheitsverstehen liegt in der Vermittlung von Hoffnung, Mut und positiven Zukunftserwartungen. Informationen eröffnen Möglichkeiten, erweitern Handlungsspielräume, lassen neue Perspektiven und Wege sichtbar werden. Dadurch entstehen Gefühle der Beeinflussbarkeit, der Kontrolle und Selbstwirksamkeit. Informationsvermittlung und Aufklärung fördern damit die Selbstgestaltung und Autonomie der betroffenen Kinder. Erst wenn sie wissen und verstehen, sind sie in der Lage, als aktiv handelnde Subjekte Stärke, Energie und Fantasie zur Gestaltung eigener Lebensverhältnisse zu entwickeln. Ihre Lebensqualität steigt. In der Förderung solcher Empowermentprozesse (Lenz, 2011) dürfte in erster Linie die protektive Funktion von Information, Aufklärung und Wissen im Allgemeinen und von Krankheitswissen und Krankheitsverstehen im Speziellen liegen.

- *Umgang mit der Krankheit in der Familie:* Einen weiteren besonderen Schutzfaktor für Kinder psychisch erkrankter Eltern stellt ein offener und aktiver Umgang der Eltern mit der Erkrankung dar. Kinder beobachten sehr genau, wie innerhalb der Familie mit der elterlichen Erkrankung umgegangen wird: Sprechen Mutter und Vater über die Krankheit? Sprechen sie auch mit den Kindern und anderen Personen darüber? Wie reagieren die Eltern, wenn sich die Krankheit verschlimmert? Wirken sie dann eher hoffnungslos, resignieren sie oder versuchen sie, an der Situation etwas zu verändern? Suchen sie nach Hilfe und Unterstützung oder ziehen sie sich eher zurück? Dies alles spüren die Kinder und richten ihr Verhalten danach aus. Wie die Eltern und andere Bezugspersonen aus der Familie mit der Krankheit umgehen, wirkt sich entscheidend auf den Umgang der Kinder mit der Erkrankung aus, da sie oftmals die Verhaltensweisen und Konfliktlösungen der Eltern übernehmen. Wenn die Eltern einen guten und angemessenen Umgang mit der Situation vorleben, helfen sie den Kindern dabei, sich in dem oft schwierigen Alltag zurechtzufinden und die Belastungen verarbeiten zu können.

4.6 Resilienz in der Familienberatung

Wie entfalten die Schutzfaktoren ihre protektive Wirkung? Diese Frage ist nicht nur für die Theoriebildung, sondern auch für jedes pädagogische und präventive sowie für jedes beraterische und psychotherapeutische Handeln – und damit auch für die Familienberatung – von großer Bedeutung. Michael Rutter, ein Nestor in der entwicklungspsychologischen Resilienzforschung, hat bereits in den 1990er-Jahren (RUTTER, 1990) darauf hingewiesen, dass für die Entwicklung von Interventionen und von Programmen zur Resilienzförderung das Verständnis basaler Prozesse und Mechanismen relevant ist. Er fordert, folgenden Fragen nachzugehen: Wie gelingt es Individuen, relativ »immun« gegenüber Belastungen zu bleiben oder nur kurz ungünstige Entwicklungsabweichungen oder Störungen zu zeigen? Personale, familiäre und soziale Schutzfaktoren im Sinne eines Puffers einzusetzen, z. B. indem soziale Unterstützung aktiviert wird, Belastungen zu kompensieren und das Ungleichgewicht zwischen Risiken und Schutzfaktoren auszugleichen, Selbstachtung und Selbstwirksamkeit angesichts aller Widrigkeiten zu bewahren, die andere Menschen resignieren lassen und jede Hoffnung nehmen?

In der zweiten Phase der Resilienzforschung (O'DOUGHERTY et al., 2013), die bis heute andauert, geht es um die Suche nach Antworten auf diese Fragen.

4.7 Reflexive Kompetenzen als zugrunde liegender Mechanismus der Resilienz

Eine umfangreiche Studie, die Resilienz als dynamischen Prozess beschreibt und nach den zugrunde liegenden Mechanismen resilienter Anpassungsprozesse sucht, wurde zwischen 1995 und 2003 am »Child and Family Center« der Menninger Clinic in den USA durchgeführt (STEIN et al., 2000; STEIN, 2006). Einbezogen in die Längsschnittstudie waren Heranwachsende und junge Erwachsene. Eingesetzt wurden eine Reihe strukturierter klinischer Interviews, das »Adult Attachment Interview« (AAI) sowie die »Reflective Function Scale« (RFS).

Was unterschied die »Resilienten« von den »Nicht-Resilienten«? Wie gelang es den resilienten Personen, in widrigen, problematischen familiären und sozialen Umständen, Schutzfaktoren als Puffer einzusetzen und dadurch Belastungen abzumildern und eine gesunde Entwicklung zu nehmen? Als Indikation für Resilienz wurden intellektuelle Anpassung (schulische Leistungen und Berufserfolg), Qualität der Partnerbeziehung, verfügbare soziale Beziehungen, individuelles Wohlbefinden sowie psychische und physische Gesundheit herangezogen.

Es zeigte sich, dass resilienten Personen in Belastungs- und Krisensituationen Möglichkeiten zur Verfügung standen, sich ihre eigene innere Verfassung und die psychische Verfassung anderer Menschen vorzustellen. Sie konnten über ihre psychischen Zustände nachdenken und sich in psychische Zustände anderer einfühlen und dadurch impulsive Entscheidungen vermeiden. Darüber hinaus waren sie besser darauf vorbereitet, sich angesichts widriger Umstände und Erfahrungen situationsadäquat anzupassen (Stein, 2006). »Resiliente« unterscheiden sich von den »Nicht-Resilienten« somit hinsichtlich ihrer Fähigkeiten zur Selbstreflexion, Selbstregulierung und zur Perspektivübernahme.

Die Reflexionsfähigkeit förderte die Regulierung von Stress in Belastungssituationen: Sie ermöglichte die Identifizierung von Gefühlen, also von Verbindungen zwischen innerem Erleben und äußeren Ereignissen, sie förderte flexibles Denken und das gedankliche Experimentieren mit Alternativen und die Antizipation der Wirkung der eigenen Handlungen auf andere Personen.

Die resilienten Heranwachsenden und jungen Erwachsenen hatten in ihrer Kindheit zudem mindestens eine relevante Bezugsperson erlebt, die über die Fähigkeiten zur Selbstreflexion, Selbstregulierung und Perspektivübernahme verfügte oder diese Fähigkeiten durch förderliche Lebensbedingungen – beispielsweise durch professionelle Hilfe – und unterstützende soziale Beziehungen entwickeln konnte (siehe ausführlich Lenz, 2019a).

Die Vorstellung von der Fähigkeit zur Selbstreflexion, Selbstregulierung und Perspektivübernahme als zentralen Mechanismus der Resilienz weist eine große Anschlussfähigkeit an das Konzept des Kohärenzgefühls von Antonovsky (1997) auf.

- *Resilienz und Mentalisierungsfähigkeit:* Die reflexive Kompetenz, die als zentraler Mechanismus der Resilienz identifiziert wurde, haben Peter Fonagy und Kollegen (2002; 2008) zum Konzept der Mentalisierungsfähigkeit entwickelt. Dieses Konzept diente zunächst dazu, die sogenannte »Transmissionslücke« der intergenerationalen Weitergabe von Bindungsmustern zu schließen. Die sogenannte Transmissionslücke beschreibt das Phänomen, dass sicher gebundene Mütter unsicher gebundene Kinder haben können und umgekehrt. In einer empirischen Studie konnte die Arbeitsgruppe um Peter Fonagy aufzeigen, dass die reflexiven Kompetenzen der Eltern bei der transgenerationalen Weitergabe von Bindung als spezifische Mechanismen wirksam sind und die Bindungssicherheit der Kinder besser vorhersagen konnten als die Bindung der Eltern allein. In der Folge hat die englische Arbeitsgruppe entwicklungspsychologische, psychoanalytische, traumabezogene und neurobiologische Erkenntnisse sowie Befunde der kognitionspsychologischen Theory-of-Mind (ToM)-Forschung zu einer empirisch begründeten Mentalisierungstheorie verschmolzen (Bolm, 2010).

  Mit Mentalisieren ist die Fähigkeit gemeint, mentale Zustände (»mental states«) – Gedanken, Gefühle, Wünsche, Bedürfnisse und Intentionen – bei sich

selbst und bei anderen zu verstehen und zu interpretieren. Insofern beinhaltet der Begriff der Mentalisierung sowohl eine kognitive als auch eine affektive und eine interpersonelle Komponente. Damit wird das Verständnis für die reflexive Kompetenzen als zentraler Mechanismus der Resilienz erweitert. Konzeptuelle Überschneidung gibt es zu anderen psychologischen Theorien wie der Achtsamkeit und der Empathie, die als Bausteine einer gelungenen Mentalisierung betrachtet werden können (Taubner, 2015).
Mentalisieren lenkt die Aufmerksamkeit auf die eigene innere Verfassung und auf die psychische Verfassung der anderen (Bateman & Fonagy, 2008). Noch präziser formuliert, bezeichnet Mentalisieren die imaginative Fähigkeit, menschliches Verhalten auf mentale Zustände zurückzuführen und damit dem eigenen Handeln und dem Handeln anderer eine Bedeutung im Sinne einer intentionalen Begründetheit zuzuweisen. Mentale Zustände können Emotionen, Wünsche, Kognitionen und Ziele sein. Damit wird der Blick auf die »inneren Zustände« in der Person selbst und im anderen gerichtet.
Durch ein verbessertes Mentalisieren entsteht ein Puffer zwischen Gefühlen und Handeln, sodass konflikthafte belastende soziale Erfahrungen oder widrige Lebensumstände reflektiert und Bewältigungskompetenzen entwickelt werden können (Taubner et al., 2019). Der mentalisierende Zugang ermöglicht auf diese Weise einen dynamischen oder kompensatorischen Prozess resilienter Anpassung angesichts bestehender Belastungen.

- *Mentalisieren als ein fundamentaler Wirkfaktor bei Interventionen:* Die reflexive Kompetenz, sich selbst als Person und andere sinnhaft in den mentalen Zuständen (Bedürfnisse, Wünschen, Gefühlen, Zielsetzungen und Überzeugungen) zu verstehen und zu interpretieren, wird mittlerweile als fundamentaler Wirkfaktor bei Interventionen, unabhängig von der jeweiligen psychologischen Schulrichtung, betrachtet (Bateman & Fonagy, 2016). Es ist davon auszugehen, dass wirksame und nachhaltige Veränderungsprozesse durch die Stärkung der Mentalisierungsfähigkeit entscheidend angestoßen werden.
  Mentalisierungsbasierte Interventionen wurden zuerst von Peter Fonagy und Anthony Bateman vor etwa 20 Jahren auf der Basis eines psychodynamischen Behandlungskonzeptes in einer Londoner Tagesklinik entwickelt (Bateman & Fonagy, 2016). Primär wurden die mentalisierungsbasierten Interventionen zunächst zur Behandlung von Patient*innen mit Persönlichkeitsstörungen eingesetzt, da bei diesen Patient*innen die affektiv-reflexiven Kompetenzen häufig stark beeinträchtigt sind. Mittlerweile gilt die mentalisierungsbasierte Therapie (MBT) als eine der vier großen evidenzbasierten Psychotherapieverfahren, neben der dialektisch-behavioralen Therapie (DBT), der übertragungsfokussierten Therapie (TFP) und der schemafokussierten Psychotherapie (SFT) für die Behandlung von Patient*innen mit einer Borderline-Persönlichkeitsstörung (Stoffers et al., 2012). Inzwischen

liegen auch für andere psychische Störungen wie Depressionen, Essstörungen, psychosomatischen Störungen und Schizophrenie klinische Befunde für die Wirksamkeit der mentalisierungsbasierten Therapie vor (Bateman & Fonagy, 2016). Auf dieser Grundlage hat Mentalisieren in den letzten Jahren auch in der Kinder- und Jugendpsychotherapie, der Familienberatung und -therapie, in der Prävention und Gesundheitsförderung sowie in der Sozialen Arbeit große Aufmerksamkeit gefunden.

Der Ansatz repräsentiert kein abgeschlossenes Modell, sondern zeichnet sich durch den Leitgedanken einer stetigen Weiterentwicklung aus. Es handelt sich um einen integrativen Ansatz, der psychodynamische Elemente um verhaltenstherapeutische, systemische und kognitive Elemente erweitert (Taubner et al., 2019; Lenz, 2019b).

Teil 2: Empirische Untersuchung

5 Auswirkungen elterlicher Belastung auf Bindungsrepräsentationen und Lebensqualität der Kinder

In etlichen Untersuchungen wurde bislang der Frage nachgegangen, ob es einen Zusammenhang zwischen dem Bindungsmodell der Eltern und den Bindungsqualitäten der dazugehörigen Einjährigen (GROSSMANN & GROSSMANN, 2008) oder auch älterer Kinder (GLOGER-TIPPELT, 2001) gibt. Durchgängig hat sich gezeigt, dass die Art, wie Eltern über ihre Bindungen denken, einen großen Einfluss auf das sich entwickelnde Bindungsverhalten der Kinder hat. Obwohl auch bei Vätern vorhanden, ist dieser Effekt stärker bei Mütter als bei den Vätern zu beobachten, bei denen die sogenannte Spielfeinfühligkeit, d. h. die Anregung zum explorativen Spielen der beste Indikator für eine sicher Bindungsentwicklung ist (GROSSMANN & GROSSMANN, 2012).

In dieser Untersuchung wurde die Frage gestellt, inwieweit Belastungen durch das Elternsein unabhängig von den eigenen Bindungsvorerfahrungen der Eltern Auswirkungen auf die Bindungsqualität der Kinder haben. Dabei ist die Annahme, dass das Ausmaß an Belastung bei psychisch erkrankten Eltern höher ist als bei überwiegend gesunden Eltern und somit bei dieser Gruppe häufiger unsichere bzw. desorganisierte Bindungsmuster bei den Kindern zu finden sind.

Es besteht weiterhin die Vermutung, dass sich eine vorliegende Robustheit und Widerstandsfähigkeit in Form einer hohen Lebensqualität bei den Kindern auf die Art der Bewältigung der Situation ausübt. Die Frage ist, inwieweit die subjektiv durch die Kinder und im Fremdurteil durch die Bezugspersonen wahrgenommene Lebensqualität als Schutzfaktor im Sinne der Resilienz einen moderierenden Effekt sowohl auf die Bindungsrepräsentationen der Kinder als auch auf die Ausprägung elterlicher Belastung ausübt!

5.1 Durchführung und Teilnehmer

Die Untersuchung wurde im Rahmen der laufenden Beratungsarbeit der Familienberatungsstelle der CSH in Köln-Mülheim durchgeführt. Alle teilnehmenden Probanden befanden sich in einem beginnenden oder fortgeschrittenen Beratungsprozess. Diejenigen Eltern mit einem Kind im Alter von 5 bis 9 Jahren wurden von den Beratern der Familienberatungsstelle angefragt, ob sie an der Untersuchung teilnehmen würden. Die Fragebogenerhebung mit den Eltern fand zeitlich parallel zur Durchführung des Geschichtenergänzungsverfahren (GEV-B) mit den Kindern in einem separaten Raum statt. Das GEV-B wurde von verschiedenen Personen durchgeführt und ausgewertet. Die Auswertung wurde stichprobenartig von einem zweiten Gutachter überprüft. Die Übereinstimmungrate der Gutachter lag bei den ausgewählten Fällen bei über 90 %.

Die Untersuchungsergebnisse (Ausmaß elterlicher Belastung, Bindungsmuster und die vom Kind und den Eltern eingeschätzte Lebensqualität) wurden für die laufenden Beratungen genutzt. Nach der Auswertung wurden die Ergebnisse in einem Fachgespräch mit dem fallführenden Berater zur Rückkoppelung an den Klienten erörtert.

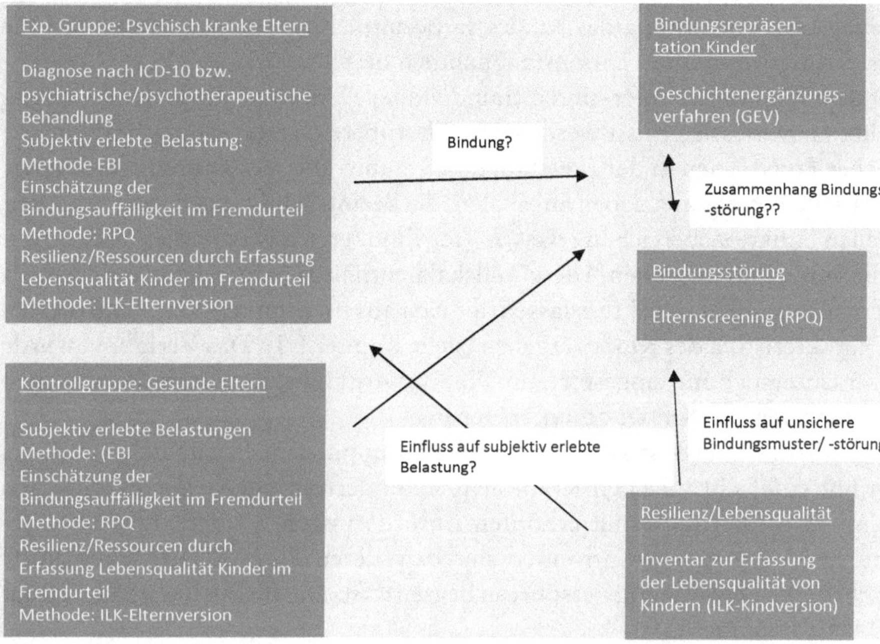

Abb. 10: Darstellung Untersuchungsdesign: Elterliche Belastung, Bindung und Resilienz

5.2 Datenauswertung

Die Auswertung der Fragebögen und der Ergebnisse des Geschichtenergänzungsverfahren wurde computergestützt mit SPSS 25.0 für Windows durchgeführt. Der Schwerpunkt lag dabei neben der deskriptiven Auswertung von Häufigkeiten vor allem auf dem Vergleich von Mittelwerten und dem Herstellen von Korrelationen.

5.3 Erhebungsinstrumente

5.3.1 Eltern-Belastungs-Inventar EBI: Fragebogenverfahren zur Erhebung elterlicher Belastung

Zur Messung der elterlichen Belastung wurde in dieser Untersuchung das Verfahren Eltern-Belastungs-Inventar EBI eingesetzt, welches zwischen wahrgenommenen Belastungen, die vom Kind ausgehen, und Belastungsquellen, die vorwiegend bei den Eltern selbst liegen, differenziert (Tröster, 2011). Das Verfahren eignet sich, Hinweise darauf zu erhalten, ob Eltern erhöht belastet sind und die Erziehung, Betreuung und Versorgung des Kindes so beeinträchtigt ist, dass ein Bedarf für Unterstützungs- und Interventionsmaßnahmen besteht.

Mit dem EBI können inter- und intraindividuelle Unterschiede in der Belastung von Eltern zuverlässig erfasst werden. Der Elternbereich erfasst Einschränkungen elterlicher Funktionen in der Erziehung, Betreuung und Versorgung des Kindes. Die Teilskala besteht aus sieben Subskalen, die Beeinträchtigungen in spezifischen elterlichen Funktionsbereichen erfassen. Der Kindbereich betrifft die Anforderungen, die vom Kind ausgehen. Diese Teilskala enthält fünf Subskalen, die jeweils spezifische Belastungsaspekte erfassen, die sich aus bestimmten Verhaltensweisen und Charakteristika des Kindes ergeben (siehe Kapitel 1.1). Das Verfahren wurde in dieser Untersuchung eingesetzt, um die Auswirkungen elterlicher Belastungen auf die Bindung der Kinder zu untersuchen.

Der Einsatz des EBI ist vor allem bei Risikopopulationen angezeigt, z. B. bei Eltern mit einer chronischen Krankheit, Behinderung oder einer psychischen Störung. Also Eltern, die mit erhöhten Anforderungen bei der Erziehung, Betreuung und Versorgung konfrontiert sind bzw. deren eigene Belastbarkeit durch eingeschränkte Bewältigungsressourcen begrenzt ist. Die Bearbeitungszeit beträgt ca. 10 bis 15 Minuten.

Das EBI wurde zur Erfassung der Belastungen von Müttern normiert. Für die Interpretation liegen deshalb nur Normen für Mütter mit Kindern im Kleinkind- und Vorschulalter vor. Die Items sind jedoch für beide Elternteile formuliert, sodass das EBI auch zur Erfassung der väterlichen Belastung eingesetzt werden kann.

Zur Auswertung: Für den Vergleich mit den Normen stehen für den Gesamtwert des EBI und auch für die Teilskalen T-Normen zur Verfügung. T-Werte von > 60 zeigen eine starke Belastung, T-Werte von >70 eine sehr starke Belastung.

In einem zweiten Schritt können die Subskalen analysiert werden. Für die Interpretation der Subskalen stehen Stanine.-Normen zur Verfügung. Stanine-Werte von 7 und größer weisen auf eine starke Belastung hin. Ein auffälliger Wert in einer Subskala deutet auf eine bedeutsame Belastungsquelle hin und ist als ein Anzeichen darauf zu werten, dass in diesem Bereich Unterstützung benötigt wird. Diese Subskalen wurden in der Rückmeldung der Ergebnisse mit dem Klienten für die beraterische Arbeit genutzt, fließen aber nicht in die statistischen Ergebnisse der Untersuchung ein.

Die interne Konsistenz des EBI wurde mit den Daten der Normierungsstichprobe berechnet. Sowohl die Gesamtskala mit alpha = .95 (n = 422) als auch die Teilskalen mit alpha = .93 und alpha = .91 weisen eine hohe interne Konsistenz auf.

Zu Überprüfung der Validität gibt es verschiedene Studien, welche den Zusammenhang mit anderen Indikatoren der mütterlichen Belastung untersuchten. Korrelationen mit selbst berichteter Belastung (Elternbereich: r = .48; Kindbereich: r = .40, EBI; Gesamt: r = .52), mit psychovegetativen Stresssymptomen (Elternbereich: r = .41; Kindbereich: r = .21; Gesamt EBI: r = .35) sowie mit einer deutschen Version der Impact On Family Scale (Elternbereich: r = .79, Kindbereich: r = .74, sowie EBI Gesamt: r = .82) sprechen dafür, dass mit dem EBI Belastungsaspekte auf unterschiedlichen Ebenen erfasst werden können (Tröster, 2011).

Für die kriteriumsbezogene Validität wurden Zusammenhänge zwischen dem EBI (Gesamtwert, Kind- und Elternbereich) und familiären und kindbezogenen Stressoren überprüft. Es fanden sich substanzielle Zusammenhänge mit psychologischen Konstrukten, die mit der elterlichen Belastung in Beziehung stehen, wie z. B. Belastungen durch krankheitsspezifische Anforderungen aufgrund einer chronischen Erkrankungen des Kindes (EBI Gesamt/emotionale Anforderungen, r = .53, P< .5), kritische Lebensereignisse (EBI Gesamt/krit. Lebensereignisse) und Verhaltensauffälligkeiten der Kinder (Kindbereich/Anzahl Verhaltensauffälligkeiten, r = .46 bis .69).

Und schließlich wurden zur Absicherung der Konstruktvalidität die Zusammenhänge zwischen dem EBI und verwandten Konstrukten, wie der familienbezogenen Lebensqualität untersucht. Es zeigte sich ein deutlicher Zusammenhang zwischen dem Elternbereich und der eingesetzten Skala Familienbezogene Lebensqualität FLQ (Tröster, 2005). Schwächer war der Zusammenhang beim Kindbereich (FLQ/Elternbereich: r = .46 bis .61, p < .5 bzw. FLQ/Kindbereich: r = .37 bis .39, p < .5). Dies bedeutet, dass das EBI vor allem Belastungen auf der Elternebene erfasst, die mit eingeschränkter familiärer Lebensqualität und damit eingeschränkten Ressourcen im Sinne der Resilienz in der Familie in Zusammenhang stehen (Tröster, 2011).

5.3.2 Geschichtenergänzungsverfahren GEV-B: Projektives Verfahren zur Erhebung von Bindung bei Kindern

Die Erfassung von Bindungsqualität im Vor- und Grundschulalter muss die sozialen und kognitiven Entwicklungsfortschritte des Kindes im Vergleich zum Kleinkind berücksichtigen (Grossmann & Grossmann, 2012). Das im deutschsprachigen Raum bislang am häufigsten eingesetzte Verfahren zur Erfassung von Bindungsmuster in der Altersgruppe 5- bis 8-jähriger Kinder ist das projektive Verfahren zur Messung von Bindungsstrategien GEV-B (Geschichtenergänzungsverfahren) von Gloger-Tippelt und König (2016), das auch in dieser Studie eingesetzt wurde. Außerdem konnte dieses Verfahren gut in den alltäglichen Arbeitsprozess einer Familienberatungsstelle integriert werden. Für die Beratungsprozesse in der Familienberatung auf Einzelfallebene bietet das Verfahren einen hohen zusätzlichen diagnostischen und therapeutischen Mehrwert.

Das GEV-B stellt ein qualitatives, projektives Erhebungsinstrument dar, mit dem die kindliche Verarbeitung von Erfahrungen in Bindungsbeziehungen erfasst wird. Es versucht, durch das projektive Vorgehen wesentliche Anteile des Internalen Arbeitsmodells zu erfassen. Kinder im Alter ab ca. 5 Jahren befinden sich bereits in einem Entwicklungsstadium, in dem ein Als-ob-Spiel möglich ist und es treten geordnete Ereignisrepräsentationen für Alltagsroutinen, wie z. B. Essens- oder Bettgehsituationen auf. Diese mentalen Vorstellungen der Außenwelt aufgrund der wiederholt gemachten Erfahrungen im Alltag zeigen sich im symbolischen Spiel.

Zum Ablauf: Dem Kind werden sieben nach einer festen Reihenfolge standardisierte Geschichtenanfänge vorgespielt, die Auslöser für Bindungs- und Fürsorgeverhalten beinhalten. Die Kinder spielen die Geschichten weiter und beantworten am Ende zwei ebenfalls immer wiederkehrende Fragen zum Ablauf der Geschichte. Der Testleiter beobachtet lediglich und nimmt das Geschehen auf Kamera auf.

Der Vorteil einer offenen Erhebung über das Spiel und die sprachlichen Äußerungen von Kindern beim Weiterführen ausgewählter Geschichtenanfänge liegt in der besonderen Reichhaltigkeit des so gewonnen Materials. In der Regel identifiziert sich das Untersuchungskind mit der Kindfigur in der Geschichte und bietet in seinem Spiel nicht nur Zugang zur Verarbeitung (Inhalt) und der Lösung des Bindungsthemas (Struktur), sondern auch zu seinen Fantasie und Wünschen, typischen Regulationsprozessen von unangenehmen Gefühlen wie Angst, Einsamkeit, Sehnsucht, Ärger und damit verbundenen Abwehrprozessen. Um den für qualitative Datenerhebungen gewissen Spielraum an Interpretation so gering wie möglich zu halten, wurden den Auswertmöglichkeiten klare Kategorien zur Verfügung gestellt, mit denen Inhalt und Struktur der von den Kindern erzählten Geschichten aus Sicht der Bindungstheorie und -forschung zuzuordnen sind.

Zur Auswertung: Anhand dieser Kategorien nimmt der Testleiter eine Codierung vor und vergibt einen Bindungssicherheitswert von 0 (desorganisiert) bis 4 (sehr sicher). Damit liefert das GEV-B einen quantitativen (globalen) Bindungssicherheitswert und eine qualitative Einordnung in ein Bindungsmuster (vermeidend A, sicher B, ambivalent C oder desorganisiert D).

Abb. 11 zeigt schematisch das dem GEV-B zugrunde liegende Modell der Aufmerksamkeitsorientierung und Emotionsregulierung bei den organisierten Bindungsstrategien. Eine flexible, erfolgreiche Bewältigung von negativen Gefühlen mit Unterstützung der Bindungsperson lässt auf eine sichere Bindungsstrategie schließen. Am linken Pol bildet sich eine vermeidende Bindungshaltung mit Deaktivierung von unangenehmen Gefühlen ab und am rechten Pol die Gefühlsmaximierung mit nicht beruhigten Bindungsbedürfnissen bei ambivalent-unsicheren Kindern. Bei Kinder mit einer Desorganisation bricht das abgebildete System zusammen und es kommt zu bizarren, eskalierenden und ängstigenden Spielsequenzen ohne Lösung der Situation.

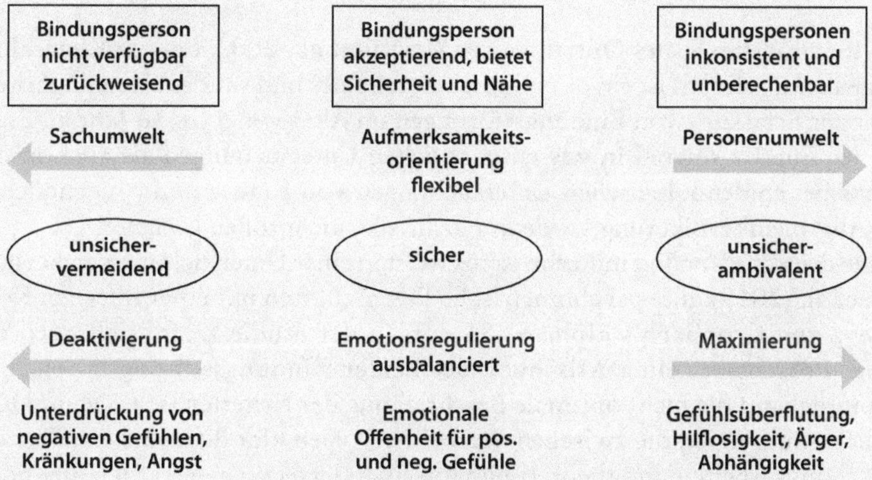

Abb. 11: Organisierte Bindungsstrategien auf den Dimensionen Aufmerksamkeitsorientierung und Emotionsregulierung (aus Gloger-Tippelt & König 2016).

Die Gütekriterien der Objektivität, Reliabilität und Validität sind für dieses qualitative Instrument nur in geschränktem Maße möglich und sinnvoll (Gloger-Tippelt & König, 2016). Wegen des hohen Aufwandes gibt es nur wenige Studien mit Messwiederholung (Retest-Reliabilität) und es existieren keine Paralleltests für das GEV-B. Die Zuverlässigkeit im Sinne einer Messgenauigkeit wurde durch Auswerter-Übereinstimmung belegt. Die Ergebnisse zur Zuverlässigkeit aus fünf Stichprobe ergaben eine durchschnittliche Beurteilerübereinstimmung von 87 % bei geschulten Auswertern (Gloger-Tippelt & König, 2016).

Eine konvergente Validität des GEV-B mit mittleren Werten für Übereinstimmung wurde zu dem Bindungsverhalten der Kinder im Fremde-Situationstest ($r = .37$, $p < .05$) und der Bindung im Child Attachment Interview ($r = .41$, $p < .05$) belegt.

Zudem liegt ein Hinweis auf eine diskriminante Validität mit dem nonverbalen Intelligenztest CFT vor. Das GEV-B ist von sprachfreier Intelligenz unabhängig. Des Weiteren konnte mit dem GEV-B der Effekt der Transgenerationalen Weitergabe gezeigt werden. Sicher gebundene Mütter hatten häufiger sicher gebundene Kinder und Mütter mit unsicheren Bindungsrepräsentationen häufiger unsichere und desorganisierte Kinder. Die desorganisierten Kinder zeigten deutlich mehr Verhaltensauffälligkeiten (Gloger-Tippelt & König, 2016).

5.3.3 Relationship Problem Questionnaire RPQ: Screeningverfahren zur Erhebung von Bindungsstörungen

Der Relationship Scales Questionaire (Minnis et al., 2002, dt. von Kleinrahm, Ziegenhain, Schmid) ist ein ökonomisches, reliables und valides Screeninginstrument zur Erfassung von Bindungsstörungen im Alter von 5 bis 16 Jahren. Es ist für den Einsatz sowohl in wissenschaftlichen Untersuchungen als auch in der Praxis bei epidemiologischen Untersuchungen von Kindern und Jugendlichen der Allgemeinbevölkerung sowie in Hochrisikostichproben geeignet.

Die deutsche Version mit zehn Items weist in einer Untersuchung von Schröder et al. (2019) gute psychometrische Eigenschaften mit einer internen Konsistenz von Cronbach's alpha = .85 auf. In der Studie zeigte sich auch ein hoher Prozentsatz einer Mischung der beiden Bindungsstörungstypen, was vermutlich auf die nicht optimale Beschreibung der Kriterien im DSM und ICD zurückzuführen ist, die zwischen den beiden Typen klar differenziert. Weitere Forschungsarbeiten und theoretische Auseinandersetzungen werden hier nötig sein, um verbindlich zu klären, ob es sich bei den beiden Bindungsstörungstypen um zwei getrennte Phänomene handelt oder um eine Störung mit zwei verschiedenen Ausprägungen.

Die Durchführungsdauer des Verfahrens beträgt 5 Minuten. Der RPQ setzt sich zusammen aus vier Items für enthemmtes Verhalten und sechs Items für gehemmtes Verhalten sowie einem Gesamtwert. Je Item wird ein Wert zwischen 0 und 3 vergeben.

Als optimaler cut-off-Wert für die Einschätzung einer Bindungsstörung hat sich für die deutsche Version mit zehn Items ein Gesamtwert von größer gleich 4,5 Wertpunkten herausgestellt (Schröder et al., 2019). Für die Untergruppen empfehlen die Autoren cut-off-Werte von 2,5 für die reaktive Bindungsstörung und 4,5 für die enthemmte Variante. Geringe Unterschiede zwischen Jungen und Mädchen werden in dieser Studie nicht berücksichtigt.

Zu beachten ist allerdings, dass es sich beim RPQ lediglich um ein Screeningsinstrument handelt. Für eine fundiertere und detailliertere diagnostische Abklärung müssen demzufolge weitere Verfahren und Verhaltensbeobachtungen eingesetzt werden.

5.3.4 Inventar zur Erfassung der Lebensqualität bei Kindern und Jugendlichen – ILK

Zur Messung der Resilienz wurde das Konstrukt der Lebensqualität verwendet und mit dem Inventar zur Erfassung der Lebensqualität für Kinder und Jugendliche (ILK) erfasst (Mattejat & Remschmidt, 2006). Das ILK ist ein Screeninginstrument zur Erfassung der Lebensqualität bei gesunden sowie Kindern und Jugendlichen mit einer psychischen Störung oder körperlichen Erkrankung.

Mit dem Verfahren können Informationen aus zwei verschiedenen Perspektiven erfasst werden. Einmal von den Kindern selbst ab dem Alter von 6 Jahren (Kind- und Jugendlichenversion) und zum anderen von den Eltern (Elternversion).

Bei dem Verfahren handelt es sich um äußerst ökonomisches Verfahren mit 5 bis 15 Minuten Bearbeitungszeit und 2 Minuten Auswertungszeit.

Neben der Auswertung auf der Ebene der Einzelitems können die folgenden Scores berechnet werden: Problemscore PR 0–7 (dichotomisierte Werte, die eine Angabe darüber vermitteln, in wie vielen Lebensbereichen wahrscheinlich Probleme vorliegen), Lebensqualitätsscore LQ 0–28 und ein umgerechneter Lebensqualitätsscore 0–100 % (Optimalitätsscore, der angibt, wie viel Prozent vom optimal möglichen Ergebnis erreicht wurde). Für die Arbeit mit den Klienten wurden alle Maße verwendet und den Klienten vom jeweiligen Berater zur Verfügung gestellt. Für die Auswertung der Ergebnisse wurde lediglich der Lebensqualitätsscore LQ 0–28 verwendet. Der Lebensqualitätsscore LQ 0–28 vermittelt eine Information darüber, wie gut die Lebensqualität über alle Bereiche hinweg eingeschätzt wird. Ein hoher Wert beim LQ 0–100 (PR > 85) bedeutet eine hohe, ein niedriger Wert (PR < 15) eine niedrige Lebensqualität. Dazwischen geht man von einer mittleren Lebensqualität aus.

Die Ergebnisse zur Reliabilität und Validität sind wegen der geringen Anzahl der Items mäßig bis zufriedenstellend. Die interne Konsistenz des Lebensqualitätsscores LQ 0–28 liegt in der Elternversion zw. Cronbach's alpha = .66 und .76 und in der Kindversion etwas niedriger zwischen .55 und .63. Die Retest-reliabilität liegt bei .72 (Angaben der Kinder und Jugendlichen) und bei den Eltern je nach Abstand der Testwiederholung zwischen .68 und .80. Durch die Konsistenzanalysen zeigt sich, dass die mit dem ILK erfasste Lebensqualität ein komplexes Merkmal ist, das mehrere Teilfacetten umfasst und sich über längere Zeiträume hinweg verändern kann (Mattejat & Remschmidt, 2008).

Bei der (konvergenten) Validität liegt die Eltern-Kind-Übereinstimmung beim Lebensqualitätsscore im mittleren Bereich (r = ca. .5). Zur Bestimmung der Lebensqualität wurden die Zusammenhänge zwischen dem ILK mit dem revidierten Kinder-Lebensqualitätsfragebogen KINDL (Ravens-Sieberer et al., 1998) und einem Fragebogen zur Erfassung von Depressivität DIKJ (Stiensmeier-Pelster et al., 2000) überprüft. Die gewonnenen Korrelationswerte liegen bei etwa r = .65.

5.4 Fragestellung/Hypothesen

Im Folgenden werden die theoretischen Ausführungen zu elterlichen Belastungen, psychischen Erkrankungen bei Eltern und deren Folgen und Auswirkungen für die Kinder, Bindung und Resilienz aus dem ersten Teil zu acht Hypothesen verdichtet, die der Untersuchung zugrunde liegen. Wie beschrieben, bringen elterliche Belastungen, verstärkt durch die psychische Erkrankung mind. eines Elternteils, etliche Folgen für die Kinder, v. a. für die Bindungsentwicklung mit sich. Auf der anderen Seite kann aber eine wahrgenommene hohe Lebensqualität resilient wirken und einen positiven Einfluss auf die Folgen von elterlicher Belastung auf die Bindungsrepräsentationen der Kinder ausüben. Diese Annahmen werden in den folgenden Hypothesen formuliert:

- Hypothese 1: Psychisch kranke Eltern sind belasteter als gesunde.
- Hypothese 2: Je höher die elterliche Belastung, desto unsicherer die Bindung der Kinder.
- Hypothese 3: Kinder psychisch kranker Eltern sind häufiger unsicher bzw. desorganisiert gebunden.
- Hypothese 4: Die elterliche Belastung ist höher bei psychisch kranken Eltern mit hochunsicher gebundenen Kindern.
- Hypothese 5: Je höher die elterliche Belastung desto geringer die Lebensqualität der Kinder
- Hypothese 6: Kinder psychisch kranker Eltern haben eine geringere Lebensqualität.
- Hypothese 7: Sichere Bindungen stehen in Zusammenhang mit höherer Lebensqualität.
- Hypothese 8: Hohe Lebensqualität wirkt resilient und verringert den Zusammenhang zwischen hoher elterlicher Belastung und unsicherem Bindungsmuster.

5.5 Ergebnisse

An der Untersuchung haben insgesamt 80 Versuchspersonen (54 Mütter und 26 Väter) teilgenommen. 66 (82,5 %) waren deutscher Herkunft. Die Eltern waren im Schnitt 39,8 Jahre alt.

32 Versuchspersonen (40 %) bezeichneten sich als alleinerziehend und 30 (37,5 %) der Befragten gaben an, sich innerhalb des letzten Jahres in einem Trennungs-/Scheidungsprozess befunden zu haben. Allerdings gaben 65 % an, sich in einer aktuellen Partnerschaft zu befinden.

65,5 % waren berufstätig, 22,5 % arbeitssuchend. Der Rest in Erziehungsurlaub, Ausbildung oder sonstiges. Überdurchschnittlich und überraschend hoch war das Ausbildungsniveau der Eltern: 53,8 % hatten Abitur oder Fachabitur angegeben, 20 % Realschule, 18,8 % Hauptschule und lediglich 7,5 % gaben an, keinen Schulabschluss zu haben. 73,8 % der Eltern hatten eine Berufsausbildung oder Studium, 26,3 % keine Ausbildung.

Die untersuchten Kinder waren im Schnitt 7,4 Jahre alt. In 20 % der Haushalte handelte es sich um eine Ein-Kind-Familie, 57,5 % hatten 2 Kinder, 17,5 % 3 Kinder, 5,1 % hatten 4, 5 oder 6 Kinder.

30 (37,5 %) Personen haben angegeben, unter einer diagnostizierten psychischen Erkrankung zu leiden oder aktuell oder in den letzten 6 Monaten in psychotherapeutischer Behandlung (gewesen) zu sein (Mütter 20, Väter: 10). 50 (62,5 %) Mütter (34) bzw. Väter (16) haben sich als überwiegend gesund eingeschätzt. Diese stellen die Kontrollgruppe der Untersuchung dar.

Es gab zwischen Müttern und Väter keinen signifikanten Unterschied sowohl beim Gesamtbelastungswert des EBI (EBI T-Wert gesamt Mütter: 58,89, EBI T-Wert gesamt Väter: 54,73, p = .14, n. s.) als auch bei den Unterskalen Kindbereich (T-Wert Kindereich 61,57 zu 57,54, p = .13 n. s.) und Elternbereich (T-Wert Elternbereich 55.37 zu 52.31, p = .27 n. s.). Damit lagen die Belastungswerte außer bei den kindbezogenen Belastungen bei den Müttern immer unter den normierten Belastungs-Cut-off Werten einer mittleren Belastung von T > 60 und weit unter dem hohen normierten Belastungswert von T > 70.

Bei allen Kindern wurden mit den Geschichtenergänzungsverfahren 28 Kinder (35 %) als sicher eingeschätzt, 32 Kinder (40 %) hatten eine unsicher vermeidende Bindungsrepräsentation, 12 Kinder (15 %) wurden als ambivalent und 8 (10 %) als desorganisiert klassifiziert (siehe Abb. 12, S. 80):

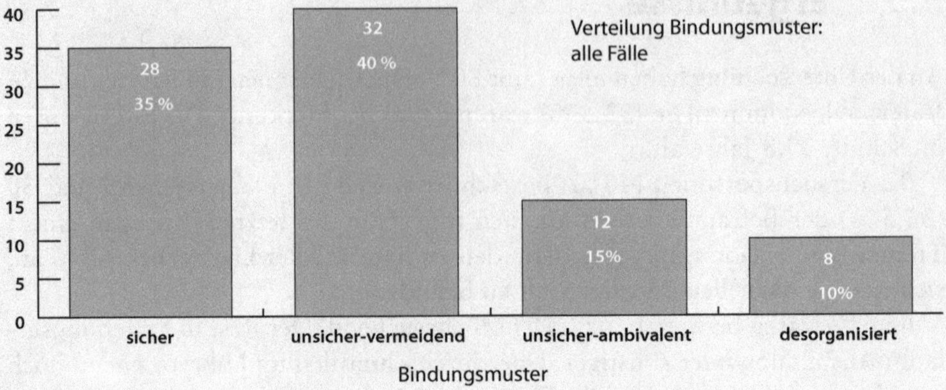

Abb. 12: Anzahl Bindungsmuster nach GEV-B-Klassifikation bei allen Fällen

- Hypothese 1: Psychisch kranke Eltern sind belasteter als gesunde.

Zur Testung dieser Hypothese wurde ein T-Test für unabhängige Stichproben durchgeführt. Demnach unterscheiden sich psychisch kranke Eltern von überwiegend gesunden Eltern im Gesamt-T-Wert des Elternbelastungsinventars signifikant voneinander (T = 5.87 p < .5** h. s). Die T-Werte für die Gesamtskala liegen bei psychisch kranken Eltern mit > 60 über dem normierten Cut-Off-Wert für starke Belastung und können somit als Kennzeichen für signifikante Belastungen gesehen werden. Das Ausmaß der erlebten Belastung hinsichtlich elterlicher Aufgaben und Pflichten ist also gemäß der Hypothese bei psychisch erkrankten Eltern statistisch bedeutsam höher als bei gesunden Eltern. Die Effektstärke ist hoch d = 1.25 (Hemmerich, 2015).

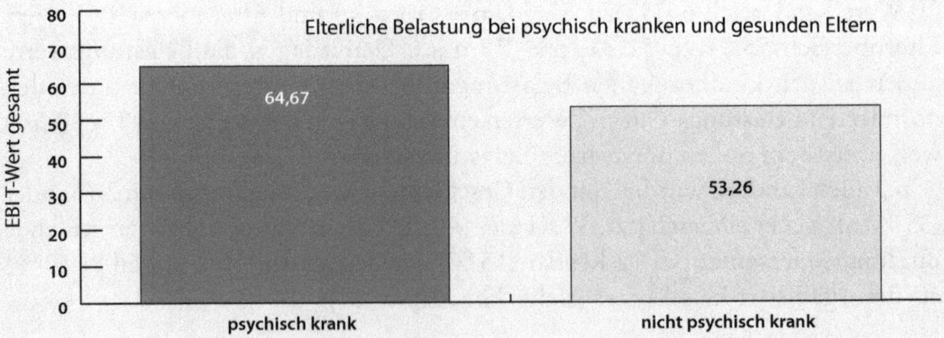

Abb. 13: Darstellung EB Gesamtwert bei psychisch kranken und überwiegend gesunden Eltern

Dieses hochsignifikante Ergebnis zeigte sich auch für die beiden Unterskalen des Elternbelastungsinventars, den Kindbereich und den Elternbereich.

Psychisch erkrankte Eltern erleben ihre Kinder als stressiger und belastender als überwiegend gesunde Eltern (EBI Kindbereich, T = 9.97, p < .5** h. s). Die Effektstärke liegt mit d = .86 ebenfalls im hohen Bereich.

Psychisch gesunde Eltern fühlen sich durch die generellen Aufgaben, Pflichten und Anforderungen des Elternseins (heller Balken Elterlicher Belastung Elternbereich) weniger belastet als durch die Anforderungen, welche ihre Kinder an sie stellen (heller Balken Elterliche Belastung Kindbereich). Bei den psychisch kranken Eltern ist dieser Unterschied weniger stark ausgeprägt (dunkle Balken im Vergleich). Dadurch ergibt sich beim Elternbereich ein noch deutlicher Unterschied zwischen psychisch kranken und gesunden Eltern (EBI Elternbereich, T = 6.08, p < .05** h. s. d = 1.33).

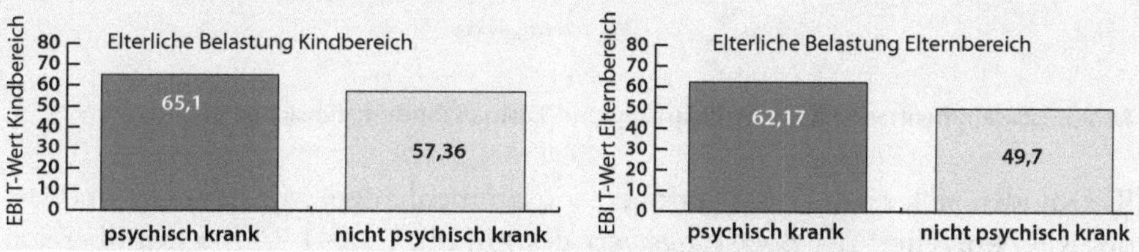

Abb. 14: Elterliche Belastung bei psychisch kranken und überwiegend gesunden Eltern (Kind- und Elternbereich)

- Hypothese 2: Je höher die elterliche Belastung desto unsicherer die Bindung bei den Kindern

Zur Testung dieser Hypothese wurde der sogenannte Bindungsglobalwert des Geschichtenergänzungsverfahrens, der einen Wert von 0 (hochunsichere Bindung) bis 4 (hochsichere Bindung) einnehmen kann, mit dem Gesamt T-Wert der elterlichen Belastung (Kindbereich und Elternbereich zusammen) korreliert. Es ergab sich eine sichere Rangkorrelation von r = -.47 ** h. s. Somit kann auch diese Hypothese zumindest für die mithilfe des Geschichtenergänzungsverfahrens erhobenen Bindungsrepräsentationen als bestätigt angesehen werden (Abb. 15, S. 82).

Es findet sich ein sichtbarer, jedoch nicht signifikanter Unterschied zwischen den Subskalen des EBI (Kind- und Elternbereich) und dem Ausmaß an Bindungssicherheit. Beide korrelieren mit dem Bindungsglobalwert mit r = -.39 ** h. s. bzw. r = -. 48 ** h. s.

Die Rangkorrelation bei der Subskala Elternbereich ist höher, d. h. in der Tendenz steht der Bindungsstil der Kinder in einem engeren Zusammenhang mit der Belastung durch die Ausübung der Elternrolle als mit den konkreten Verhaltensweisen durch das Kind.

Hinsichtlich des konkreten Bindungsverhaltens eingeschätzt durch die Eltern mithilfe des Fragebogenscreeningverfahrens Relationship Scales Questionnaire

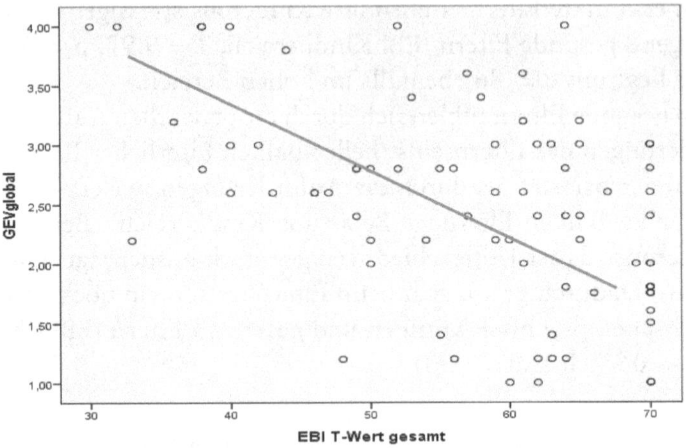

Abb. 15: Zusammenhang Elterliche Belastung und Ausmaß Bindungsunsicherheit.

RPQ finden sich noch etwas geringere Zusammenhänge. Mit dem Gesamtwert des RPQ korreliert der Belastungswert des EBI mit r = .41 ** h. s. Kindbereich r = .40 ** h. s.; Elternbereich r = .35 ** h. s.

Der Bindungsglobalwert korreliert mit dem RPQ-Gesamtwert immerhin mit r = -.41** h. s.

Die Korrelationen sind nicht besonders hoch, aber es ist ein Zusammenhang zwischen dem Bindungsglobalwert des GEV-B und dem Screeningverfahren RPQ für Bindungsstörungen erkennbar. Dies kann auch als Kriteriumsvalidität für das GEV herangezogen werden.

Weiterhin wurden mithilfe des Cut-off-Wertes von 4.5 die Gruppen »Bindungsstörung« und »keine Bindungsstörung« gebildet. Die beiden Gruppen unterscheiden sich signifikant hinsichtlich des Globalwertes des GEV (m = 2.13 zu m = 2.74, p< .05** h. s.). Dies trifft ebenfalls auf die reaktive Bindungsstörung mit dem Cut-off-Wert 2.5 (m = 2.14 zu m = 2.59, p< .05 ** h. s.) und die enthemmte Bindungsstörung mit Cut-off 4.5 zu (m = 2.14 zu 2.66, p< .05 ** h. s.). Der Bindungsglobalwert scheint ein gutes Maß zu sein, um zwischen den verschiedenen Bindungsstörungsgruppen zu differenzieren.

Ganz anders verhält es sich mit anderen deskriptiven Gruppenbildungen. Es finden sich keine Unterschiede bei den Gruppen psychisch kranke Eltern und Bindungsstörungen und auch keine klaren Differenzierungen bei den Bindungsrepräsentationsgruppen sicher, unsicher, desorganisiert des Geschichtenergänzungsverfahrens und den Cut-off-Gruppen der Bindungsstörung des RPQ.

Das heißt zum einen, dass psychisch kranke Eltern das Bindungsverhalten ihrer Kinder nicht auffälliger einschätzen als gesunde Eltern. Das standardisierte Geschichtenergänzungsverfahren dagegen differenziert deutlich zwischen sicheren und unsicheren Bindungsrepräsentationen und psychisch kranken bzw. gesunden Eltern.

Und zum anderen lässt sich vermuten, dass in dieser Feldstudie, die mit dem Geschichtenergänzungsverfahren erhobenen Bindungsrepräsentationen mit den Einschätzungen der Eltern hinsichtlich des Bindungsverhaltens wenig übereinstimmen.

Während sich in der Untersuchung von Schröder et al. (2019) ein Prozentsatz von 37,1 % von Kindern fand, die beide Diagnosekriterien der reaktiven und der enthemmten Bindungsstörung erfüllen und als gemischter Subtyp bezeichnet wurden, zeigte sich in der vorliegenden Studie lediglich eine Überschneidung bei zwölf Kindern (15 %) die in den beiden Subtypen der Bindungsstörung über den jeweiligen Cut-off-Werten lagen. Die Unterkategorie Subtyp wurde in dieser Studie nicht verwendet.

- Hypothese 3: Kinder psychisch kranker Eltern sind häufiger unsicher/desorganisiert gebunden.

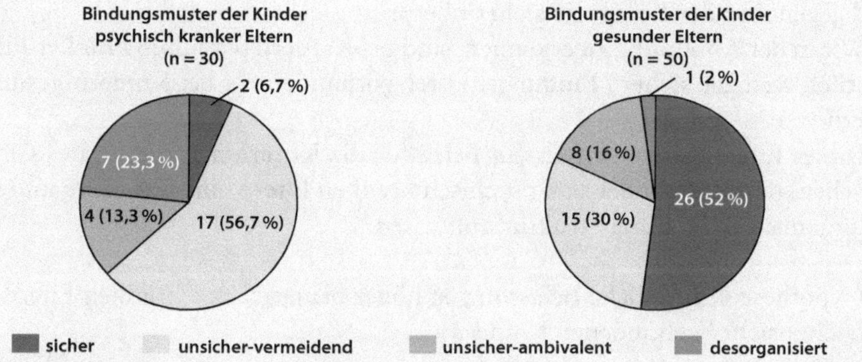

Abb. 16: Einteilung Bindungsmuster nach GEV-B Klassifikation bei Kindern psychisch kranker und gesunder Eltern

Die Verteilung der Bindungsmuster der Kinder mit psychisch kranken Eltern unterscheidet sich deutlich von den Kindern überwiegend gesunder Eltern. Während bei den psychisch belasteten Familien lediglich 6,7 % der Kinder als sicher gebunden klassifiziert werden konnten, liegt der Anteil der sicheren Kinder bei den gesunden Eltern bei 52 %. Im Gegensatz dazu ist der Anteil desorganisierter Bindungsrepräsentationen bei den psychisch kranken Eltern mit 23,3 % deutlich höher als bei der Kontrollgruppe mit 2 %. Und ebenfalls unterscheiden sich die vermeidenden Bindungsrepräsentationen mit ca. 56 % zu 30 % deutlich voneinander. Die ambivalenten Muster sind in beiden Gruppen ähnlich verteilt.

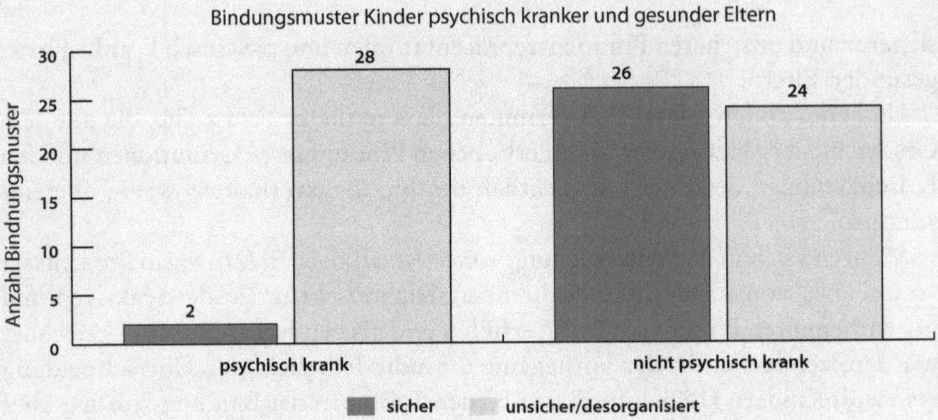

Abb. 17: Anteil Bindungsmuster der Kinder psychisch kranker und gesunder Eltern

Zur Testung dieser Hypothese wurde ein chi²-Test (< .001) durchgeführt. Die beiden unsicheren Bindungsqualitäten vermeidend/ambivalent und die Desorganisation wurden zu einer Kategorie unsicher/desorganisiert zusammengefasst und gegenüber der Kategorie sicher überprüft.

Wie in der Abbildung zu erkennen, sind bei Kindern psychisch kranker Eltern deutlich weniger sichere Bindungsmuster vorhanden als bei Kindern gesunder Eltern.

Dieses Ergebnis ist auch als ein Beleg für die Kriteriumsvalidität des GEV-B zu sehen, da mehr Kinder von psychisch kranken Eltern eine unsichere und v. a. desorganisierte Bindungsstruktur aufweisen.

- Hypothese 4: Elterliche Belastung ist höher bei psychisch kranken Eltern mit hochunsicher gebundenen Kindern

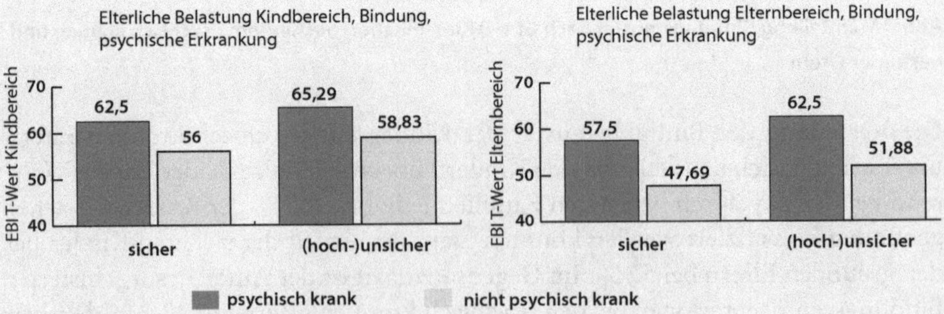

Abb. 18: Auswirkung elterlicher Belastung bei sicher und (hoch-)unsicher gebundenen Kindern auf psychische kranke bzw. gesunde Eltern

Kindbezogene Belastungen

Bei den psychisch erkrankten Eltern mit sicher gebundenen Kindern zeigt sich aufgrund der geringen VPN-Zahl trotz des relativ großen Unterschiedes im T-Wert kein signifikanter Unterschied zu den nicht psychisch kranken Eltern hinsichtlich der elterlichen Belastung durch die Kinder (EBI Kindbereich). Bei den (hoch-) unsicher gebundenen Kindern findet sich ein signifikantes Ergebnis ($T = 2.72$, $p < .05$** h. s., Effektstärke $d = .77$). Das heißt, hochunsichere Kinder scheinen ihre psychisch kranken Eltern mehr zu belasten als gesunde Eltern.

Wenn man allerdings die Belastung zwischen sicher und (hoch-)unsicher gebundenen Kindern bei den psychisch Kranken vergleicht (dunkle Balken) zeigt sich lediglich ein deskriptiver Unterschied ($T = 62.5$ zu 65.29). Das Gleiche gilt für die Kinder bei den nicht psychisch kranken Eltern (helle Balken im Vergleich).

Fazit: Die Belastungen für Eltern durch kindbezogene Verhaltensweisen sind bei hochunsicher gebundenen Kindern höher, v. a. für psychisch kranke Eltern.

Aber auch sicher gebundene Kinder sind für psychisch kranke Eltern belastender als für gesunde Eltern.

Elternbezogene Belastungen

Bei den elternbezogenen Belastungen (Beeinträchtigungen elterlicher Funktionsbereiche, die in den Eltern selbst liegen) ergibt sich ein hochsignifikanter Unterschied zwischen den psychisch kranken und den gesunden Eltern bei den hochunsicheren Bindungen $T = 4.39$, $p< .05$** h. s. Die Teststärke ist ebenfalls sehr hoch mit $d = 1{,}2$.

Demnach scheinen sich psychisch kranke Eltern bei einem (hoch-)unsicheren Bindungsstil ihrer Kinder auch durch die Elternrolle an sich belasteter zu fühlen.

Die elternbezogenen Belastungen bei gesunden Eltern sind geringer als die kindbezogenen Belastungen auch bei (hoch-)unsicher gebundenen Kindern.

- Hypothese 5: Je höher die elterliche Belastung desto geringer die Lebensqualität der Kinder.

Der Gesamtwert des Elternbelastungsinventars wurde mit dem Lebensqualitätsscore des ILK für Eltern und Kinder korreliert. Hier zeigt sich sowohl in der Fremdeinschätzung der Lebensqualität durch die Eltern ein Zusammenhang mit der elterlichen Belastung ($r = -.65$** h. s.) als auch ein mäßiger Zusammenhang mit der Selbsteinschätzung der Lebensqualität durch die Kinder ($r = -.36$ ** h. s.).

Fazit: Je höher die subjektiv empfundene Belastung der Eltern, desto niedriger wird von diesen die Lebensqualität ihrer Kinder eingeschätzt. Die Hypothese kann bestätigt werden.

Die Bewertung der Kinder hinsichtlich ihrer vorhandener Ressourcen scheint unabhängiger vom Belastungslevel der Eltern zu sein, ist aber dennoch gegeben. Die Kinder schätzen ihre Lebensqualität zwar auch geringer ein, wenn die Eltern belastet sind, aber nicht so deutlich.

Unterstrichen wird diese tendenzielle Unabhängigkeit der Kinder von den Eltern in der Wahrnehmung ihrer Lebensqualität durch den nur mäßigen Zusammenhang der Elterneinschätzung und der Kindeinschätzung (r = .52 ** h. s.).

- Hypothese 6: Kinder psychisch kranker Eltern haben eine geringere Lebensqualität.

Nun stellt sich die Frage, wie sich die wahrgenommene Lebensqualität der Kinder bei psychisch kranken und bei überwiegend gesunden Eltern zeigt.

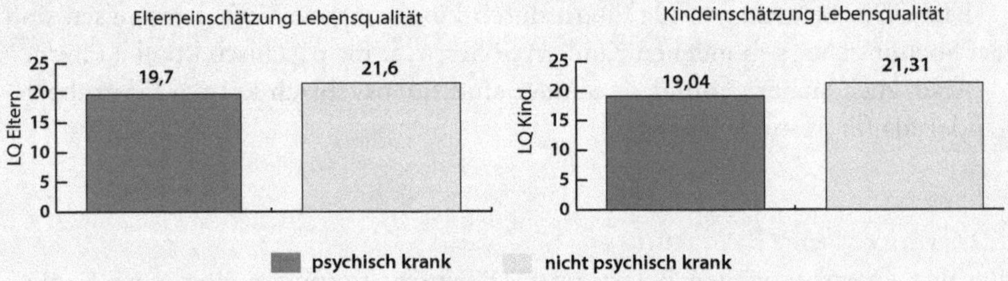

Abb. 19: Resilienz (wahrgenommene Lebensqualität durch Elterneinschätzung und Kindeinschätzung) bei psychisch kranken und gesunden Eltern

Im Mittelwertvergleich findet sich ein signifikantes Ergebnis nur bei der Elterneinschätzung (T = -2.53, p < .05 ** h. s., Effektstärke ist mittel ausgeprägt mit d = -.55). Trotz ähnlich hoher Mittelwertunterschiede ergibt sich aufgrund der deutlich höheren Standardabweichung und dem damit verbundenen Standardfehler des Mittelwertes bei der Kindeinschätzung zur Lebendqualität kein signifikanter Unterschied.

Fazit: Die Lebensqualität ihrer Kinder wird also von psychisch kranken Eltern geringer eingeschätzt, was man als eine weniger ausgeprägte Resilienz in den Familien interpretieren kann. In der Wahrnehmung der Kinder selbst scheint dies sehr unterschiedlich zu sein. Die wahrgenommene Lebensqualität durch die Kinder selbst variiert sehr stark sowohl bei gesunden Eltern als auch bei den psychisch kranken Eltern. Trotzdem ist auch bei den Kindern psychisch kranker Eltern eine Tendenz im Mittelwertvergleich zu erkennen. Die subjektiv eingeschätzte Lebensqualität bei den Kindern psychisch kranker Eltern ist geringer als bei den gesunden Eltern.

- Hypothese 7: Sichere Bindungen stehen in Zusammenhang mit höherer Lebensqualität

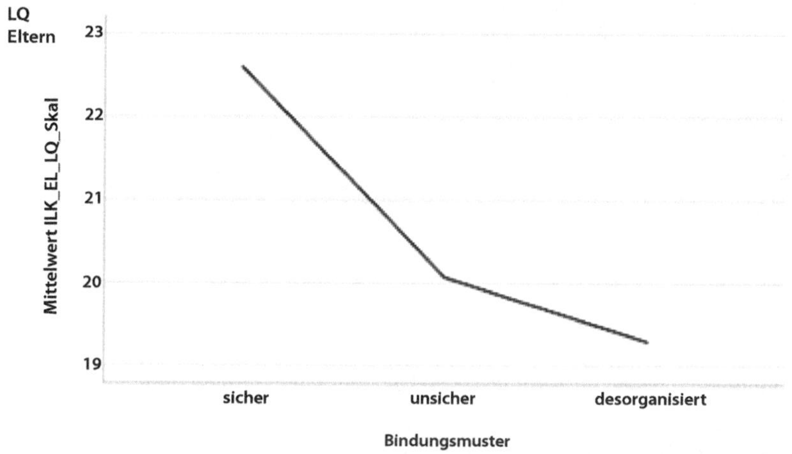

Abb. 20: Elterneinschätzung Lebensqualität und Bindungsrepräsentationen

Elterneinschätzung Lebensqualität und Bindungsrepräsentationen

Abb. 20 zeigt grafisch die Ausprägung der eingeschätzten Lebensqualität des Kindes durch die Eltern bei den jeweiligen Bindungsmustern. Zur Überprüfung der Hypothese wurde eine einfaktorielle Varianzanalyse gerechnet. Ein signifikanter Unterschied bei der Elterneinschätzung der Lebensqualität ergibt sich im Post Hoc-Vergleich zwischen dem sicheren und dem unsicheren Bindungsmuster ($F = 2.54$, $p < .05$* s., Effektstärke ist $d = 0.7$) und zwischen dem sicheren Muster und einer Desorganisation ($F = 3.32$, $p < .05$*, $d = 1.08$.). Es gibt keinen signifikanten Unterschied zwischen Kinder mit einem unsicheren und Kinder mit einem desorganisierten Bindungsstil.

Fazit: Eltern schätzen die Lebensqualität ihrer Kinder höher ein, wenn das Kind eine sichere Bindungsstrategie aufweist. Die eingeschätzte Lebensqualität bei unsicher gebundenen Kindern und Kindern mit einer Desorganisation wird von den Eltern deutlich niedriger eingeschätzt.

Kindeinschätzung Lebensqualität und Bindungsrepräsentationen

Bei der Kindeinschätzung der Lebensqualität findet sich ein hochsignifikanter Unterschied zwischen den sicher gebundenen und den unsicher gebundenen Kindern ($F = 3{,}7$, $p < .05$* h. s., $d = .77$). Kein Unterschied ergibt sich bei den sicher gebundenen Kindern und Kindern mit einer Desorganisation und zwischen unsicher gebundenen und desorganisierten Kindern.

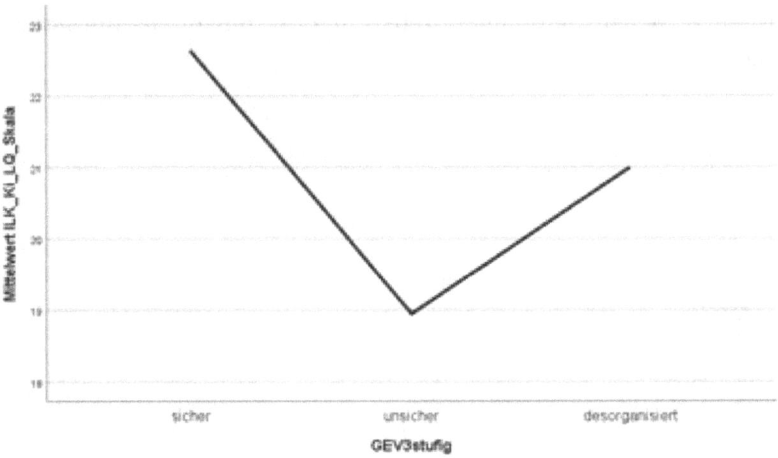

Abb. 21: Kindeinschätzung Lebensqualität und Bindungsrepräsentationen

Fazit: Dies ist ein interessantes Ergebnis. Demnach scheinen Kinder mit einer Desorganisation in der Bindungsstruktur die Folgen dieser nicht wahrzunehmen und nicht so darunter zu leiden, wie ihre Eltern.

Elterneinschätzung Lebensqualität und Bindungsstörungen

An dieser Stelle wurden die eingeschätzte Lebensqualität der Kinder mit den im Relationship Scales Questionaire gefundenen Bindungsstörungskategorien mithilfe von T-Tests verglichen.

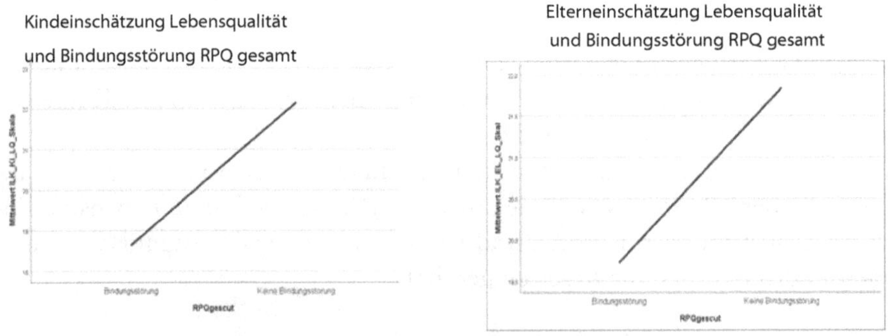

Abb. 22: Kindeinschätzung und Elterneinschätzung Lebensqualität und Bindungsstörungen

Es ergibt sich ein hochsignifikanter Unterschied zwischen den Kindern mit und ohne einer Bindungsstörung sowohl bzgl. der Einschätzung der Lebensqualität durch die Kinder selber (T = -3.08, p < .05** h. s., d = -.71) als auch bei der Einschätzung der Lebensqualität durch die Eltern (T = -2.65, p < .05** h. s., d = .6).

Psychisch kranke Eltern: Wenn man die Gruppe der psychisch kranken Eltern (n = 30) separat betrachtet, findet sich dieser Zusammenhang auch in schwächer ausgeprägter Form. Allerdings nur bei der Lebensqualitätseinschätzung durch die Eltern: T = -2.61, p < .05* s., d = -.96. Bei der Lebensqualitätseinschätzung durch die Kinder ist kein Unterschied zwischen bindungsgestörten und nicht bindungsgestörten Kindern feststellbar. Aufgrund der geringen Fallzahlen in den einzelnen Rubriken ist dieses Ergebnis allerdings kaum aussagefähig.

Lebensqualität Eltern/Kind und Reaktive Bindungsstörung

Der deutlichste Unterschied ist bei der Unterkategorie der Reaktiven Bindungsstörung beim RPQ zu sehen. Hier unterscheiden sich Kinder mit und ohne reaktive Bindungsstörung hinsichtlich der wahrgenommenen Lebensqualität sowohl durch die Eltern (T = -3.44, p < .05** h.s., d = -.9) als auch durch die Kinder selbst (T = -3.88, p < .05** h.s., d = -.96).

Psychisch kranke Eltern: Auch hier findet sich ein knapp signifikanter Unterschied bei psychisch erkrankten Eltern bei der Elterneinschätzung der Lebensqualität und ein deutlicher Unterschied bei der Kindeinschätzung.

LQ Eltern/reaktive Bindungsstörung: T = -2.71, p < .5* s., d = -1.0.

LQ Kind/reaktive Bindungsstörung: T = -3.32, p < .5** h.s., d = -1.36.

Lebensqualität Eltern/Kind und enthemmte Bindungsstörung

Kein signifikanter Unterschied errechnet sich bei der enthemmten Bindungsstörung und der Lebensqualitätseinschätzung sowohl durch die Eltern als auch durch die Kinder selbst.

Ebenfalls nicht, wenn man die Gruppe der psychisch kranken Eltern separat betrachtet.

- Hypothese 8: Hohe Lebensqualität wirkt resilient und verringert Zusammenhang zwischen hoher elterlicher Belastung und unsicherem Bindungsmuster.

Die elterliche Belastung (EBI_gesamt) korreliert mit dem Bindungsglobalwert signifikant mit r = -.47** h.s. Somit besteht ein Zusammenhang zwischen der elterlichen Belastung und dem Ausmaß an Bindungsunsicherheit bei den Kindern.

Bei Hinzuziehen der eingeschätzten Lebensqualität durch die Eltern als Kontrollvariable sinkt der Zusammenhang und die Korrelation sinkt auf r = -.29 n.s.

Die vom Kind eingeschätzte Lebensqualität wirkt sich nicht auf den Zusammenhang aus r = -.45.

Zwischen den Unterkategorien des Elternbelastungsinventars, dem Elternbereich und dem Kindbereich des und der eingeschätzten Lebensqualität durch die

Eltern sind die Unterschiede vernachlässigbar ($r = -.29$ bzw. $r = .24$). Auch hier spielt die eingeschätzte Lebensqualität durch die Kinder keine Rolle.

Diese Hypothese kann somit teilweise bestätigt werden.

Fazit: Eine hohe Lebensqualität bei den Kindern wirkt resilient sowohl auf Belastung der Eltern als auch auf die Bindungsstrategie, wenn sie von den Eltern so wahrgenommen und bewertet wird. Eine subjektiv eingeschätzte hohe Lebensqualität durch die Kinder scheint nicht auszureichen, um einen Einfluss auf den Zusammenhang zwischen hoher elterlicher Belastung und Bindungsunsicherheit zu nehmen.

Teil 3: Diskussion

6 Schlussfolgerungen

6.1 Ziel der Untersuchung

In Deutschland gibt es im Kontext von Familienberatungsarbeit bislang keine bekannte Untersuchung, welche den Belastungsgrad für (psychisch erkrankte) Eltern aufgrund der Anforderungen und Herausforderungen des Elternseins und den Auswirkungen auf die Bindungsrepräsentationen und Ressourcen der Kinder untersucht hat. Dies ist umso mehr erstaunlich, da Erziehungsberatung, wie der Name schon sagt, tagtäglich mit den Belastungen und Überforderungen der Eltern durch Erziehungsaufgaben konfrontiert ist.

Beratungsstellen verfolgen das Ziel zum Wohle des Miteinanders in der Familie und damit einer gesunden psychosozialen Entwicklung der Kinder, die Eltern zu entlasten und Erziehungsverhalten zu optimieren. Und das auf dem Hintergrund, dass sich ca. ein Drittel der ratsuchenden Eltern aktuell oder in den letzten sechs Monaten in psychotherapeutischer Behandlung befanden und somit eine psychische Erkrankung aufweisen.

Diesen Kontext zu beleuchten war das Ziel der vorliegenden Arbeit.

Bei der Untersuchung handelt es sich um eine Praxisstudie im laufenden Alltagsbetrieb einer Familienberatungsstelle. Die Ergebnisse hatten den Anspruch, sowohl erkenntnisreiche und auszuwertende wissenschaftliche Daten zu liefern als auch für die bindungsbasierte Beratungsarbeit mit den Klienten zur Verfügung zu stehen. Die Erkenntnisse über elterliche Belastung, die eingeschätzte Lebensqualität und die Bindungsmuster der Kinder wurden den Klienten durch die jeweiligen Fachkräfte rückgemeldet und für den Beratungsprozess nutzbar gemacht.

6.2 Aussagekraft der Ergebnisse

Hinsichtlich des wissenschaftlichen Anspruches gibt es einschränkend einige Punkte, welche die Aussagekraft der Ergebnisse verringern. So war es nötig, aufgrund der begrenzten Teilnehmerzahl und der damit verbundenen zu geringen Gruppengrößen Kategorien zusammenzufassen, was vor allem die Bindungsmustergruppen in den Subgruppen psychisch kranke und nicht psychisch kranke Eltern betraf. Es konnten somit nicht alle vier Bindungsstile gebildet werden, sondern lediglich eine Unterscheidung in sicher, unsicher (vermeidend/ambivalent), desorganisiert. Teilweise musste die unsichere und desorganisierte Gruppe zu einer Gruppe hochunsicher (vermeidend/ambivalent und desorganisiert) zusammengefasst werden.

Weiterer Kritikpunkt ist die Erfassung des Ausmaßes der psychischen Erkrankung der Eltern. Diese wurden nicht mit psychometrischen Verfahren, sondern lediglich durch Selbsteinschätzung der Klienten auf Nominalskalenniveau (Ja/Nein-Antwort) mit der Frage nach einer vorhandenen ICD-Diagnose bzw. aktueller oder kürzlich absolvierter Psychotherapie erfasst.

Besonders relevant wäre die Erkenntnis, inwieweit eine psychische Erkrankung mit den elterlichen Bindungsrepräsentationen und dem Belastungslevel in Zusammenhang steht. Und wie sich in diesem Fall der Zusammenhang mit Lebensqualität und Bindungsmuster der Kinder gestaltet.

Und schließlich stellt sich die Frage, inwieweit externe Faktoren, wie z. B. Intelligenz, Verhaltensauffälligkeiten oder eine psychische Erkrankung der Kinder sich auf die Zusammenhänge auswirken würden.

Trotz dieser Einschränkungen lassen sich aufgrund der Ergebnisse wertvolle Impulse für die praktische Arbeit mit psychisch belasteten Familien in der Erziehungs- und Familienberatung ableiten.

6.3 Schlussfolgerungen für die Familienberatung

6.3.1 Allgemeine Schlussfolgerungen

In dieser Untersuchung hat sich gezeigt, dass im Vergleich zur Gruppe gesunder Eltern die Belastungen durch die Aufgaben und Pflichten des Elternseins bei psychisch kranken Eltern deutlich erhöht sind. Dieser Belastungslevel verringert die Ressourcen, die den Eltern zur Bewältigung der Erziehungs- und Betreuungsaufgaben zur Verfügung stehen. Die Folgen sind u. a. eine geringere Stressbewältigungskompetenz, dysfunktionaleres Erziehungs- und Beziehungsverhalten und eine verzerrte Wahrnehmung der (Bindungs-)Bedürfnisse mit Auswirkungen auf die Bindungsrepräsentationen der Kinder.

Dabei ist davon auszugehen, dass das Ausmaß der Belastung und damit die Qualität des Erziehungs- und Beziehungsverhaltens unterschiedlich beeinflusst wird von den jeweiligen psychischen Störungen, von denen die Eltern betroffen sind.

Es zeigte sich ein mittlerer korrelativer Zusammenhang zwischen elterlicher Belastung und Bindungsrepräsentationen, eingeschätzt durch Fachkräfte mithilfe des projektiven Geschichtenergänzungsverfahrens. Ebenfalls wurde ein mittlerer Zusammenhang sichtbar zwischen der elterlichen Belastung und Hinweisen auf eine Bindungsstörung, eingeschätzt durch die Eltern mithilfe des Screeningverfahrens Relationship Problem Questionnaire. Je höher die elterliche Belastung, desto geringer die Bindungssicherheit. Auf der anderen Seite lassen sich die Ergebnisse aber auch so darstellen und interpretieren, dass die kind- und vor allem elternbezogenen Belastungen bei hochunsicher und auch sicher gebundenen Kindern mit psychisch kranken Eltern höher sind. Diese scheinen sich bei einem (hoch-) unsicheren Bindungsstils ihrer Kinder v. a. durch ihre Elternrolle belasteter zu fühlen. Die elternbezogenen Belastungen bei gesunden Eltern sind geringer als die kindbezogenen Belastungen, auch bei (hoch-)unsicher gebundenen Kindern. Das heißt, gesunde Eltern scheinen sich weniger verunsichern zu lassen durch die Erwartungen an ihre Person, die das Elternsein mit sich bringt.

Auf jeden Fall liegen mehr unsichere und desorganisierte Bindungsmuster bei den Kindern in Familien mit mindestens einem psychisch erkrankten Elternteil vor als bei überwiegend gesunden Eltern. Diese (hoch-)unsicheren Bindungsstrategien scheinen auch einen Einfluss darauf zu haben, wie vor allem psychisch kranke Eltern mit hohen elterlichen Belastungswerten die Lebensqualität ihrer Kinder, also deren Ressourcen einschätzen.

Und schließlich lässt sich zumindest teilweise ein resilienter Einfluss von hoch eingeschätzter Lebensqualität auf den Zusammenhang von Stress bei den Eltern und Bindungssicherheit bei den Kindern feststellen.

Diese Erkenntnisse könnten hilfreich sein für Erziehungs- und Familienberatungsstellen, die durch ihr breites Angebotsspektrum, ihre interdisziplinäre Ausrichtung, ihrem entstigmatisierenden Image und vor allem aufgrund ihrer Niedrigschwelligkeit häufig »erste Hilfe« (Sckell, 2016) für alle Familien mit Fragen rund um Erziehung, Bindung/Beziehung und (psychische) Belastungen leisten. Bundesweit nutzten im Jahr 2014 ca. 115.000 Eltern mit Kindern im Alter von 3 bis 9 Jahren die Familienberatung (Statistisches Bundesamt, 2016). Dabei handelt es sich nach eigener Schätzung bei ca. 20 bis 30 % um psychisch kranke Eltern mit ihren Kindern. Bei entsprechender Ausrichtung und Schwerpunktsetzung der Beratungsstelle auf die Klientel und Themengebiet noch deutlich mehr.

Um nun eine hilfreiche und effektive Beratungsleistung anbieten zu können, müssen sowohl die Risikofaktoren und Belastungsquellen der Eltern als auch die Schutzfaktoren der Familien so früh wie möglich erkannt und mit den Klienten erarbeitet werden. Vor allem ist fundiertes Wissen um die Eltern-Kind-Bindung erforderlich, um Interaktions- und Verhaltensprobleme besser verstehen und Methoden, wie z. B. Feinfühligkeitstraining mit Marte Meo Videoarbeit anwenden zu können.

Bei psychisch kranken Eltern spielen die Stärkung von Copingstrategien (Offenheit im Umgang mit der Krankheit, Annehmen von Unterstützung in Erziehungsfragen, Aufnehmen psychiatrischer und/oder psychotherapeutischer Behandlung) eine besondere Rolle. Es braucht ein Bewusstsein, um die Auswirkungen einer psychischen Erkrankung auf die elterlichen Belastungen und damit auf das Erleben von Elternsein nachvollziehen zu können. Darüber hinaus ist fachliches Know-how erforderlich, um Ergebnisse aus standardisierten Testverfahren im richtigen Kontext interpretieren und den Klienten rückmelden zu können. Erst dann kann es ausreichend gelingen, im Umgang mit den Ratsuchenden das eigene professionelle Handeln entsprechend auszurichten.

Familienberatungsstellen haben durch ihren niedrigschwelligen Zugang den großen Vorteil für die Ratsuchenden entängstigend und ressourcenstärkend zu wirken. Viele Klienten berichten, sich in der Familienberatung deutlich weniger stigmatisiert zu fühlen, als wenn sie sich in stationäre oder teilstationäre, aber auch in ambulante psychiatrische und psychotherapeutische Behandlung begeben müssten. Dadurch wird die Wahrscheinlichkeit erhöht, dass sie adäquate Hilfestellungen in Anspruch nehmen können.

Hilfreich und letztendlich entscheidend ist an dieser Stelle ein hohes Maß an Vernetzung und Kooperationen zwischen Angeboten der Jugendhilfe, wie z. B. die der Familienberatung und höherschwelligeren medizinisch/therapeutischen Angeboten, wie z. B. die von niedergelassenen Psychotherapeuten, Psychiatern und v. a. (teil-)stationären Einrichtungen. Als geeignete, konkrete Maßnahmen haben sich an dieser Stelle z. B. Erziehungs- und Familienberatungssprechstunden beim Arzt, in der Klinik oder auch umgekehrt psychiatrische Sprechstunden in der Erziehungs- und Familienberatung oder auch in anderen Institutionen der Jugendhilfe, wie z. B. Kindertagestätten oder Jugendzentren herausgestellt.

6.3.2 Elterliche Belastungen in der Familienberatung

Die elterliche Belastung lag bei der vorliegenden Untersuchung bei den überwiegend gesunden Eltern überraschenderweise lediglich im mittleren Belastungsbereich des EBI mit $60 < T > 50$. Die gesunden Eltern zeigten sich weniger belastet durch ihre Elternrolle, sondern mehr durch die Eigenschaften und Verhaltensweisen ihrer Kinder, welche sie vor vielfältige Herausforderungen zu stellen scheinen. Dies traf sowohl für Kinder mit einer sicheren als auch für Kinder mit einer (hoch-) unsicheren Bindungsstrategie zu. Da es sich bei diesen Eltern auch um Klienten handelt, die zwar keine diagnostizierte psychische Erkrankung haben bzw. sich aktuell oder in den letzten sechs Monaten in psychotherapeutischer Behandlung befanden, aber trotzdem aufgrund von Schwierigkeiten in der Kindererziehung Beratung und Unterstützung in der Familienberatung suchen, war die Vermutung, dass die Belastungswerte etwas höher liegen würden. Ein Grund dafür könnte in der großen Streuung der Daten liegen, die zu den im Mittelwert moderaten Belastungswerten führten, vermutlich abhängig vom jeweiligen Vorstellungsanlass der Eltern. Genauere Analysen wären hier vonnöten und auch eine differenzierte Einteilung nach soziodemografischen Daten (Häufigkeit der bereits in Anspruch genommenen Beratungssitzungen, alleinerziehend, beruflicher Status, usw.) um noch differenziertere Aussagen und Erklärungen hierzu machen zu können.

Die psychisch kranken Eltern hatten durchweg Werte im stark belasteten T > 60, aber nicht, wie auch zu vermuten gewesen wäre, im sehr starken Belastungsbereich T >70. Eine Erklärung dafür könnte sein, dass es sich zwar durchaus um psychisch kranke Menschen handelt, die allerdings im Vergleich zu stationären Patienten doch noch deutlich mehr Ressourcen zur Verfügung haben und nicht so krank und belastet sind, dass es ihnen nicht mehr gelingt, eigeninitiativ Hilfe und Unterstützung in einer niedrigschwelligen, ambulanten Familienberatungsstelle suchen zu können. Um Beratungsprozesse in Familienberatungsstellen in Anspruch zu nehmen, braucht es trotz der Niedrigschwelligkeit ein hohes Maß an Eigenstrukturierung. Dazu gehört, Termine selbstständig zu vereinbaren, diese regelmäßig und pünktlich ohne oder nur mit geringen Aufforderungshilfen in der (relativ unverbindlichen) Komm-Struktur der Beratungsstelle wahrzunehmen ebenso, wie das Dranbleiben an meist nicht manualisierten und standardisierten systemischen Beratungsprozessen mit einem hohen Maß an Eigenverantwortung für den Beratungsprozess (z. B. beim Finden von Beratungszielen). An dieser Stelle würde vermutlich eine differenziertere Erfassung des Ausmaßes der psychischen Erkrankung der Eltern mit psychometrischen Verfahren mehr Klarheit bringen.

Trotzdem waren die psychisch kranken Eltern in dieser Studie belasteter als die gesunden Eltern. Interessant ist, dass der Unterschied zwischen den kindbezogenen und elternbezogenen Belastungen bei ihnen deutlich geringer war als bei den gesunden Eltern. Die Gesunden sind also mehr von den Verhaltensweisen und Charakteristika ihrer Kinder gestresst, weniger durch die Anforderungen und Erwartungen, die das Elternsein an sich an die Eltern stellt. Die Werte lagen für die elternbezogenen Belastungen bei den Gesunden sogar unter dem Belastungs- Cut-Off-Wert von T > 50. Bei den psychisch Kranken sind die kindbezogenen Belastungen zwar auch höher, aber der Unterschied zu den elternbezogenen Belastungen ist kleiner. Dies könnte man als erhöhte eigene (emotionale) Bedürftigkeit der Eltern interpretieren und ist auch in der Praxis zu beobachten.

Mitarbeiter aus Beratungsstellen in Stadtbezirken mit sozialem Entwicklungsbedarf berichten immer wieder, dass sie im Vergleich zu Kollegen aus besser situierten Stadtteilen in den Beratungsprozessen mehr Zeit auf Erwachsenenthemen verwenden müssen. Die problematischen, psychosozialen Rahmenbedingungen, wie Armut, Arbeitslosigkeit, beengte Wohnverhältnisse, Alkohol, Drogen, psychische Erkrankungen usw. überlagern und erschweren es den Eltern, ihre eigenen Themen zurückzustellen und sich auf die Bedürfnisse der Kinder konzentrieren zu können. Sie benötigen mehr Unterstützung und Aufmerksamkeit für ihre eigenen Befindlichkeiten. Das beständige Interesse und die Energie für Themen wie feinfühlige Interaktionsgestaltung und Stärkung der Bindungsfähigkeit fehlt bei den Eltern häufig, da sie vor allem mit ihren existenziellen Sorgen beschäftigt sind. Erschwert wird dies zusätzlich durch schwächer ausgeprägte Mentalisierungsfähigkeiten (vgl. Fonagy et al., 2017).

Allerdings können die Ergebnisse aber auch dahingehend interpretiert werden, dass vorhandene Bindungsstrategien der Kinder eine Auswirkung auf das Ausmaß der Belastung bei den Eltern ausübt. Weisen die Kinder hochunsichere Bindungsmuster auf, sind die Belastungen durch kindbezogene Verhaltensweisen auch bei den psychisch kranken Eltern höher.

Die Erkenntnis, dass (hochunsichere) Bindungsstrategien in Zusammenhang mit elterlicher Belastung stehen, könnte den Eltern helfen, im Sinne der Mentalisierung die Bedürfnisse, Wünsche und Erwartungen der Kinder besser in den Blick zu nehmen. Denn auch psychisch kranke Eltern möchten gute Eltern sein.

Den elterlichen Belastungen wird sich bei der Beratung und Behandlung in den Familienberatungsstellen aber wie bereits erwähnt selten in einer standardisierten und strukturierten Art und Weise genähert und sie werden so gut wie nie durch den Einsatz von standardisierten Messinstrumenten visuell sichtbar gemacht und den Klienten im Beratungsprozess zur Verfügung gestellt. Dadurch besteht die Gefahr, dass einzelne, wichtige Belastungsbereiche, die Klienten aus verschiedensten Gründen meiden, nicht ausreichend Berücksichtigung finden und damit zielorientiert bearbeitet werden können.

Dabei können die Interventionsmöglichkeiten für Familienberatungsstellen bei elterlichen Belastungen äußerst vielfältig sein und auf mehreren Ebenen angegangen werden. Eine wertschätzende, beziehungsorientierte, vertrauensbildende Grundhaltung des Beraters, der den Klienten mit Geduld abholt, Zurückweisungen und Irritationen gut aushält und mit Konflikten konstruktiv umgeht, ist dabei die Voraussetzung für gelingende Beratungsprozesse (Scheuerer-Englisch, 2017).

Unterstützung der individuellen Kompetenzen

Neben vielen anderen Themen, wie z. B. dem Erreichen einer positiveren Lebenseinstellung, der Verbesserung der Selbstregulations- und Anpassungsfähigkeit, der Verringerung der Erwartungen an sich selbst und der Erweiterung der Problemlösekompetenzen und Konfliktbewältigungsstrategien benötigen Eltern bei hauptsächlich kindbezogenen Belastungen Unterstützung bei ihren individuellen Erziehungskompetenzen durch entwicklungspsychologische, /

-psychotherapeutische/-psychiatrische Beratung (Irlbauer-Müller et al., 2018). Dabei spielt ein verbessertes Selbstwirksamkeitserleben eine wesentliche Rolle (Tröster, 2011). Das Ziel ist, dass sich Eltern als entspannt und wirkungsvoll im Umgang mit ihren Kindern erfahren. Dadurch sinkt automatisch der Belastungs- und Stresslevel.

Eltern erleben es dabei meist als besonders hilfreich, wenn der jeweilige Berater mit ihnen gemeinsam beschreibend und nicht bewertend, sowohl ihre eigenen elterlichen Funktionen als auch die Verhaltensweisen und Charakteristika ihres Kindes analysiert.

Das bietet die Chance, sich offen und wertfrei auf die Suche nach Gründen und Erklärungen begeben zu können, wofür das Verhalten des Kindes, wie z. B. die Stimmungsschwankungen oder auch die schlechte Anpassungsfähigkeit stehen könnte und wie sich dies auf das Erleben der eigenen elterlichen Kompetenzen auswirkt.

Bereits seit Langem bestehende Belastungen können somit geteilt werden und die Eltern müssen ihre Sorgen und Ängste nicht mehr allein mit sich ausmachen. Es gibt die Möglichkeit, sich jemanden anzuvertrauen, der mit Ruhe beobachtet, abwartet, begleitet und erklärt. Dadurch gelingt es vielen Eltern besser, mit den Anforderungen, die das Kind an ihre Kompetenzen stellt, umzugehen und es als Person anzunehmen.

Die Fachkräfte verstehen aufgrund ihrer Erfahrung und aus einer professionellen Distanz heraus, die in Not geratenen Eltern und erarbeiten mit ihnen gemeinsam realistische und erreichbare Ziele. Dabei würdigen sie die Verantwortungsübernahme und Umstellung der gewohnten Lebensführung und nehmen die Ambivalenzen aufgrund der neuen Elternrolle ernst.

Hinzu kommt als Aufgabe der Erziehungsberatung die psychoedukative Vermittlung von Wissen über psychische Erkrankungen, Belastungen, (Bindungs-) Entwicklung und Autonomie und ihre möglichen Folgen für Familie und Elternschaft. Die Eltern brauchen diese Informationen, um ihre aktuelle Situation und ihr Verhalten verstehen, akzeptieren und die erforderlichen Veränderungsschritte nachvollziehen zu können.

Und schließlich werden Eltern in der FB auch dabei unterstützt, ihre eigenen *Gespenster im Kinderzimmer* erkennen zu können. Darunter versteht man die beeinträchtigende Anwesenheit innerer elterlicher Objekte aus früheren Zeiten, die auf die Kinder übertragen werden und unbewusste, aktuelle Konflikte in der Interaktion hervorrufen (Fraiberg, 1998). Oder anders formuliert: alte Geschichten der Eltern aus eigener, nicht erinnerter und konfliktbeladender Vergangenheit, welche sie mit sich tragen. Diese Erinnerungen machen es ihnen schwer, adäquat auf die (emotionalen) Bedürfnisse ihrer Kinder einzugehen und ihnen eine ausreichende Unterstützung für eine gesunde psychosoziale Entwicklung bieten zu können. Vor allen Dingen bei psychisch kranken Eltern stellt dies einen zwar langwierigen, meist aber dringend notwendigen Beratungsschritt dar.

Sowohl auf die kindbezogene Belastungsquelle »Positive Verstärkung« (Belastung durch einen Mangel an positiven Gefühlen im Miteinander und dadurch fehlende Bereitschaft, sich mit den Bedürfnissen des Kindes auseinanderzusetzen zu können) als auch auf die Elternbelastungsbereiche »Depression« und »Elterliche Bindung« werden damit Einfluss genommen.

Stärkung der familiären Ressourcen

Ein weiterer Ansatzpunkt systemisch orientierter Familienberatungsstellenarbeit ist es, elterliche Belastungen durch die Stärkung der familiären Resilienz zu reduzieren. Dazu zählt eine als unterstützend erlebte Partnerschaftsbeziehung mit einem offenen und konstruktiven Streitklima genauso, wie ein positiv-harmonisches Familienklima mit zugewandter, akzeptierender sowie normorientierter Erziehungsvorstellung und positiver Eltern-Kind-Bindung.

Familienberatungsstellen können hier im Vergleich zu anderen Hilfsangeboten besonders effektiv durch ihre Möglichkeit, sämtliche Familienmitglieder in die Beratungs- und Behandlungsprozesse miteinzubeziehen, einwirken. Somit wird der Kreis der personellen Ressourcen für die Familie erweitert und der möglicherweise bestehenden sozialen Isolation der Familien entgegengewirkt. Familiendynamische (Paar-)Themen während eines Beratungsprozesses sollten immer im Hinblick auf die Bindung und Beziehung zum Kind behandelt werden.

Förderung sozialer Unterstützungsnetzwerke

Schließlich spielen soziale Unterstützungsnetzwerke, in denen die Familie (nicht) eingebunden ist und auf die die Familie bei erhöhter Belastung (nicht) zurückgreifen kann, eine große Rolle. Vor allem Eltern mit hohen elternbezogenen Belastungen, wie durch den EBI-Elternbereich repräsentiert, scheinen davon zu profitieren (Tröster, 2011; Irlbauer-Müller, 2018). Psychisch kranke Familien leiden besonders unter extremer sozialer Isolation, was sich auf weitere Bereiche, wie z. B. das Erleben der eigenen Gesundheit und der persönlichen Einschränkungen auswirkt.

Beraterische Unterstützungsmöglichkeit an dieser Stelle ist z. B. die Suche nach und Aufnahme von außerfamiliären Betreuungsmöglichkeiten, die Implementierung von Familienpaten, Förderung von Kontakten am Kinderspielplatz und in der Spielgruppe bis hin zu konkreten Entlastungsmöglichkeiten im Alltag durch personelle, strukturelle oder finanzielle Hilfsmöglichkeiten. Entscheidender Resilienzfaktor für die Familie: »Hilfe zulassen bzw. sich Hilfe aktiv holen« und dabei die Welt als einen sicheren und verlässlichen Ort erleben, an dem Kinder und Familien erwünscht sind. Das methodische Spektrum von Beratungsstellen reicht hier von der Einnahme einer Lotsenfunktion (z. B. bei der Suche nach finanziellen Unterstützungsmöglichkeiten oder außerfamiliärer Betreuung) über Coachingstrategien (z. B. Kontakte am Kinderspielplatz aufnehmen), bis hin zu spezifischen therapeutischen Methoden zur Behandlung der oft dahinter liegenden sozialen Angst, Schuld- und Schamgefühlen in den belasteten Familien.

Standardisierte Messinstrumente dienen dabei zur Erfassung der differenzierten Problembereiche für eine gezieltere Ausrichtung der Beratungsinhalte. Aber auch die Erfolge bei gelungener Reduzierung der Belastungssymptome können gemessen und für die Eltern sichtbar gemacht werden.

6.3.3 Psychische Erkrankungen in der Familienberatung

Psychische Krankheiten waren schon immer kein seltenes Thema in Erziehungs- und Familienberatungsstellen. Die Zahl der Klienten mit einer psychischen Erkrankung erhöht sich aber noch deutlich, wenn die Mitarbeiter entsprechend geschult sind und demzufolge mit einem anderen Blick auf das Thema schauen und z. B. gezielter Fragen stellen (Sckell, 2016). Die Belastungen der Eltern und der Kinder werden damit schneller sichtbar.

Nach einer umfassenden Evaluationsstudie des Instituts für Kinder- und Jugendhilfe Mainz für das Modellprojekt chance for kids des Diözesancaritasverbandes Köln (siehe www.chance-for-kids.de) sind Familienberatungsstellen in der Arbeit mit psychisch Kranken besonders erfolgreich. In der Studie wurden 245 Hilfeverläufe in insgesamt 19 Erziehungs- und Suchtberatungsstellen in den Blick genommen. Im Rahmen der längsschnittlich angelegten Studie standen die erreichten Veränderungen von Grundbefähigungen für ein gelingendes Leben im Mittelpunkt. Dazu wurden jeweils zu Beginn und am Ende der Beratungsprozesse sowohl die Fachkräfte als auch die Eltern und die jungen Menschen zu ihren individuellen Sichtweisen befragt.

Dabei zeigten sich positive Veränderungswirkungen auf mehreren Ebenen. Sowohl die Kinder als auch die Eltern scheinen dahingehend gestärkt zu werden, dass es ihnen besser gelingt, mit belastenden Situationen umzugehen. Auch bei der psychischen Gesundheit, dem familiären Zusammenleben sowie der Erziehungskompetenz konnten positive Entwicklungen gemessen werden (Arnold et al., 2019).

Die Ergebnisse der Evaluation konnten aufgrund des vorliegenden Untersuchungsdesigns mit dieser Studie allerdings nicht untermauert werden. Es zeigte sich weder bei den elterlichen Belastungen und bei der Bindung noch bei der Lebensqualität ein Einfluss der bislang in Anspruch genommenen Beratungsstunden von Klienten. Sinn, Zweck und Konzeption dieser Untersuchung waren aber auch nicht auf eine Veränderungsmessung angelegt, sondern lagen in der punktuellen

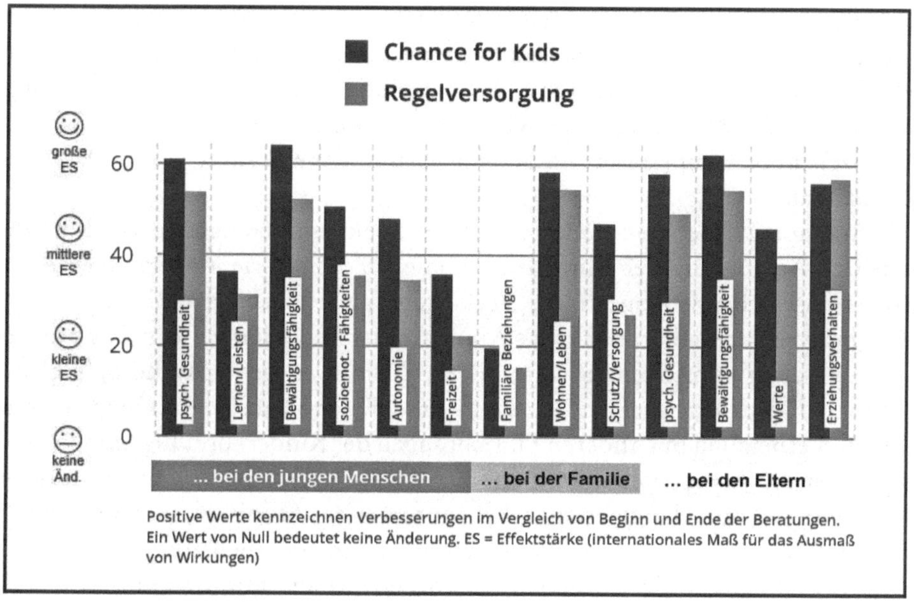

Abb. 23: Hilfebezogene Veränderungswirkungen

Sichtbarmachung des Belastungsgrades von psychisch kranken Klienten in einer Familienberatung mit den entsprechenden Auswirkungen.

Nun erlaubt weder das Vorliegen einer psychischen Erkrankung noch das Ausmaß an wahrgenommener (eventuell zeitlich vorübergehender) Belastung einen grundsätzlichen Rückschluss auf eine fehlende oder dysfunktionale elterliche Erziehungsfähigkeit. Obwohl einschränkend zu erwähnen ist, dass eine länger bestehende psychische Erkrankung meist zu einer allgemeinen Verschlechterung der Lebensbedingungen der Familien führt (Lenz, 2010).

Viele Familien vor allem mit nur einem psychisch erkrankten Elternteil verfügen aber noch über ausreichende Ressourcen, um den Alltag der Kinder entwicklungsförderlich zu gestalten. Diese Ressourcen können in Beratungsprozessen gut aufgegriffen und zur Entwicklung der familiären Prozesse nutzbar gemacht werden. Hinzu kommt der große strukturelle Vorteil von Familienberatungsstellen, dass sie unabhängig vom Krankenkassensystem oder auch dem Jugendamt agieren können. Es braucht weder eine klinische Diagnose noch einen Antrag bei der Krankenkasse oder ein Hilfeplanverfahren am Jugendamt. Dadurch können die Stellen noch vor der Manifestation von chronischen Auswirkungen bei psychischen Erkrankungen und hoher elterlicher Belastung schnell eingreifen und passgenaue, auf das Individuum zugeschnittene Angebote konzipieren und durchführen. Diese können zudem dynamisch immer wieder auf Augenhöhe mit den Klienten unbürokratisch modifiziert werden. Die Angebote richten sich dabei vorwiegend an die Eltern, an die Kinder und vor allem an die Beziehung zwischen den beiden.

Im Portfolio von Beratungsstellen finden sich neben dem klassischen Beratungsgespräch sowohl diagnostische Untersuchungsmöglichkeiten als auch spezielle Elterntrainings zur Stärkung der feinfühligen Beziehungsgestaltung und Reduzierung des Belastungslevels. Des Weiteren kindertherapeutische Angebote im Einzel- oder Gruppensetting zur Steigerung der Qualität von bestimmten Lebensinhalten.

An therapeutischen Methoden reicht das Spektrum je nach Ausrichtung der Stelle und Ausbildung der Mitarbeiter von einer grundorientierten systemische Arbeitsweise, über videogestützte Verfahren zur Stärkung der Bindungsfähigkeit, über verhaltenstherapeutische Manuale zur Reduzierung von Symptomen bei spezifischen klinischen Störungsbildern bis hin zu tiefenpsychologisch und psychoanalytisch orientierten Beratungs- und Therapieansätzen. Hinzu kommt die hohe Vernetzung mit anderen Einrichtungen der Kinder -und Jugendhilfe, niedergelassenen Therapeuten oder auch stationären psychiatrischen Einrichtungen.

Wie können nun die gewonnen Erkenntnisse der Studie, dass bei psychisch kranken Eltern die Belastungen der Kindererziehung deutlich ausgeprägter sind, die Kinder häufiger unsichere und desorganisierte Bindungsmuster aufweisen und deren Lebensqualität niedriger ist als bei gesunden Eltern, für die Erziehungs- und Familienberatung noch konkret nutzbar gemacht werden?

Eine psychische Erkrankung akzentuiert zwar die elterlichen Belastungen mit Folgen für die Lebensqualität und die Bindungsentwicklung der Kinder, führt aber aufgrund vorhandener Ängste, Vorbehalte und negativen Zuschreibungen an die Jugendhilfe nicht zur vermehrten Inanspruchnahme von zumindest stationären Hilfsangeboten (Schmid et al., 2008). Dabei wäre ein frühzeitiges Erkennen der unterschiedlichen Belastungsfaktoren erforderlich, um mit entsprechenden Interventionsmaßnahmen dysfunktionalem Erziehungs- und Beziehungsverhalten und damit ungünstigen Bindungsentwicklungen entgegenwirken zu können. Familienberatungsstellen können bei entsprechendem fachlichem Know-how diese Aufgabe übernehmen und ressourcenorientierte Hilfestellungen im Einzel- und Gruppensetting anbieten. Zielsetzung ist dabei u. a. die Optimierung des Interaktionsverhaltens zwischen Eltern und Kind. Ein feinfühliges Reagieren auf die kindlichen Bedürfnisse verbessert die Lebensqualität des Kindes und stellt einen wichtigen Resilienzfaktor für die weitere psychosoziale Gesundheit des Kindes im Familiensetting dar.

Schlussfolgerung 1: Familienberatungsstellen werden sich in Zukunft strukturell mehr mit den Themen Erziehung und Beziehung bei psychisch kranken Eltern, Bindung und Resilienz beschäftigen (müssen).

In den letzten Jahren ließ sich beobachten, dass psychisch kranke Eltern Familienberatungsstellen mit ihrem entstigmatisierenden Ansatz neben z. B. Hausärzten und Gynäkologen zunehmend als erste Anlaufstelle in Anspruch nehmen.

Vor allem wenn sich rumgesprochen hat, dass es sich lohnt, dort hinzugehen, weil die Einrichtung das Thema bereits im Angebotsportfolio hat und mit ihren breit gefächerten, aufeinander abgestimmten Angeboten auch als Türöffner, Brückenbauer und Verbindungsglied zu weiteren höherschwelligen Angeboten genutzt werden kann. Trotzdem empfinden es die meisten psychisch erkrankten Eltern nach wie vor als kränkend oder demütigend, wenn ihre Erziehungsfähigkeit infrage gestellt wird und sie z. B. durch das Jugendamt aufgefordert werden, Hilfe und Unterstützung in einer Beratungsstelle wahrzunehmen. Dabei sind sie sich durchaus darüber im Klaren, dass die familiären Belastungen zu hoch geworden sind, um selbst damit fertigzuwerden.

Die konkreten Aufgaben liegen für Familienberatungsstellen dann zunächst in der Informationsvermittlung (Psychoedukation) über die Krankheit, den Symptomverlauf und die Folgen für das gesamte Familiensystem. Die Ratsuchenden werden in der Folge dabei unterstützt, ihre Kinder altersgerecht über ihre Krankheit mit den häufig chronisch oder phasenhaft krisenhaften Zuspitzungen aufzuklären. Den Kindern sollte anschaulich fassbar und begreiflich gemacht werden, wovon ihre Eltern betroffen sind, wie sich die Krankheit äußert und vor allem welche Auswirkungen dies für sie selbst bedeutet. Für die Kinder stellt dies erfahrungsgemäß noch keine Überforderung dar. Dies geschieht nur, wenn sie nicht begreifen (können), was los ist und warum die Eltern so anders sind. Förderlich dafür ist ein offenes und entspanntes Klima innerhalb der Familie, bei dem die Kinder Fragen stellen, Probleme ansprechen und Gefühle ausdrücken dürfen. Kinder müssen immer wieder hören, dass sie keine Schuld daran haben, dass ihre Mama oder ihr Papa krank geworden sind (Köhler et al., 2018). Dies sind klassische Themen der Beratungsarbeit mit den Kindern und ihren psychisch kranken Eltern.

Weiterhin ist es notwendig, sowohl die subjektiv wahrgenommenen Belastungen als auch die daraus folgenden Defizite in Erziehungsfragen mit den psychisch kranken Eltern zu analysieren. Vor allem Beeinträchtigungen in der Beziehungsgestaltung gilt es behutsam und ohne Druck und Schuldzuweisung herauszuarbeiten. Visuelle Darstellungen der verschiedenen Belastungsquellen anhand standardisierter Instrumente wie dem EBI objektivieren die fachliche Einschätzung des Beraters. Das Beziehungs- und Vertrauensverhältnis zwischen Elternteil und dem Berater wird dadurch geschont und gemeinsam können die Belastungen und krankheitsbedingten Hemmnisse in der Erziehungs- und Beziehungsgestaltung betrachtet und nach Lösungen gesucht werden.

Schlussfolgerung 2: Familienberatungsstellen werden sich mehr für das Thema professionalisieren (müssen).

Für eine fachlich hochwertige Beratung und Unterstützung scheint es unerlässlich, sich Kenntnisse über Störungsbilder, Krankheitssymptome und Elternsein und vor allem die Auswirkungen auf Familie und Kinder anzueignen. Immer wieder kommen in der Arbeit mit psychisch kranken Familien die Themen Bindung und Überlastung durch die Aufgaben und Pflichten des Elternseins und damit zu wenig Zeit für sich und die eigenen Bedürfnisse zur Sprache. Daneben tauchen meist die klassischen Themen: Angst vor der Vererbung der elterlichen Krankheit auf die Kinder, Bindungsprobleme, Stigmatisierung, Tabuisierung und Redeverbot in der Familie, Schuldgefühle, soziale Isolation und natürlich das Phänomen der Parentifizierung, dass bei nahezu allen Kinder mit psychisch kranken Eltern zu finden ist, auf. Auf die Probleme und (Verhaltens-)Auffälligkeiten, die sich bei den Kindern und Jugendlichen manifestiert haben und ebenfalls zum Behandlungsrepertoire einer Beratungsstelle gehören, kann nicht weiter eingegangen werden. Hingewiesen sei lediglich noch auf eine erforderliche Expertise über Prozesse von Kindeswohlgefährdung nach § 8 a KJHG, die in vielen Familien mit elterlichen Belastungen eine erhöhte Gefahr darstellen.

Schlussfolgerung 3: Familienberatung wird in Zukunft vermehrt bei der Bewältigung der Krankheit, v. a. durch Unterstützung beim Aufbau eines sozialen Netzes unterstützen (müssen).

Familienberatungsstellen können Eltern beraten, wie sie ihr soziales Netz stabilisieren und ausbauen können. Kinder psychisch kranker Eltern haben, wenn überhaupt, nur wenige tragfähige Beziehungen außerhalb der Familie und mobilisieren diese kaum in Krisensituationen. Kontakte zu Freunden und Schulkameraden oder auch Gruppen und Vereine sind sehr reduziert. In verschiedensten Studien konnte aber gezeigt werden, dass es die wichtigste Ressource darstellt, mindestens eine verlässliche und vertrauenswürdige Bindungsperson außerhalb der Familie zu haben. Ein gutes soziales Netz entlastet die Eltern, da sie nicht mehr alles allein bewältigen müssen. Im Rahmen von Familienberatungsarbeit sollte demzufolge intensiv an der Motivation gearbeitet werden, Kontakte im Verwandten- und Bekanntenkreis, Kurse, Treffpunkte oder Vereine aufzusuchen. Meist müssen dafür auch die dahinter liegenden Hemmnisse der Betroffenen bearbeitet werden. Kontakte werden ja oft vermieden, da sich die Eltern schämen und Angst haben, stigmatisiert zu werden, oder es einfach an konkreten Kompetenzen zur sozialen Kontaktaufnahme fehlt.

Auch ist es hilfreich, den Eltern konkrete Adressen und Anlaufpunkte an die Hand zu geben. Und sie können ggf. aktiv darin unterstützt werden, dass professionelle soziale Netzwerke, wie z. B. Paten in den Familien installiert werden.

Schlussfolgerung 4: Familienberatung wird Hilfe und Unterstützung für Angehörige leisten (müssen).

Weiterhin kann Erziehungs- und Familienberatung Angehörige im Umgang mit einem psychisch erkrankten Elternteil unterstützen bzw. diese mit in den Beratungsprozess integrieren. Kenntnisse der Angehörigen über die psychische Erkrankung und mögliche Einfluss- und Risikofaktoren haben einen positiven Effekt auf die Prognose, können entlasten und sich auf alle Beteiligten günstig auswirken (KÖHLER et al., 2018). Gerade mit minderjährigen Kindern ist ein vertrauensvoller Umgang und eine offene, ehrliche Kommunikation unerlässlich.

Als grundsätzlich hilfreich hat sich erwiesen, wenn es den betroffenen Familien gelingt, mit der psychischen Erkrankung möglichst transparent umzugehen, um Tabus abzubauen und einen entspannteren Umgang mit der Situation zu erreichen. Allerdings ist eine psychische Erkrankung, wie auch z. B. eine körperliche Erkrankung eine persönliche Angelegenheit und es muss respektiert werden, wenn die Betroffenen das Thema nicht in der Öffentlichkeit ausbreiten wollen.

Schlussfolgerung 5: Familienberatung wird Hilfsmöglichkeiten zu den speziellen Problembereichen informieren und vermitteln (müssen).

Und schließlich ist es Aufgabe von Beratungsstellen, im Sinne einer Lotsenfunktion Hilfsmöglichkeiten und die Arbeitsweise der Jugendhilfe in Form vom Jugendamt, ambulanten Hilfen, weiteren Beratungsstellen bis hin zu (teil-)stationären Angeboten aufzuzeigen. Ziel dabei ist es, die Angebote offensiv und kontinuierlich publik zu machen, um die Wahrscheinlichkeit zu erhöhen, dadurch auch sogenannte »Hard to reach«-Familien zu erreichen. Dabei gilt es auf die Betroffenen in einem Höchstmaß entängstigend zu wirken, z. B. im Hinblick auf das Thema Kindeswohlgefährdung und eben auch psychische Erkrankung.

Einschränkend ist noch zu erwähnen, dass trotz aller Vorteile die Erziehungsberatung mit ihrem zielorientierten, systemisch lösungsfokussierten und oft auch Sitzungsanzahl begrenzten Ansatz und unverbindlichen Terminplanung schnell an ihre Grenzen kommt. Verläufe von psychisch kranken Menschen sind oft lang und erfordern eine intensive Betreuung. Dies können Beratungsstellen wegen ihrer meist unzureichenden personellen und finanziellen Ausstattung und der hohen Nachfrage nach Beratung schwer leisten. Häufig beschränkt sich die beratende Arbeit mit psychisch kranken Klienten deshalb auf eine niederfrequente Lebensbegleitung und flankierende Ansprechbarkeit. Die Ziele der Beratungen fokussieren sich dann lediglich auf die Stabilisierung von Krisensituationen, die Weiterverweisung an andere Einrichtungen oder im günstigen Fall die Behandlung eines eng umrissenen Themengebietes, wie z. B. Medienkonsum.

Beratungsstellen haben wegen ihrer Niedrigschwelligkeit zudem das Problem, dass die Notlagen in den betroffenen Familien hinsichtlich der Alltagsgestaltung, der Erziehungs- und Beziehungsgestaltung und auch der materiellen Versorgung der Kinder oft nicht eindeutig zu erkennen sind. Die Kinder sind entweder zu jung, zu isoliert, haben zu große Scham- und Schuldgefühle, unterliegen dem familiären Schweigegebot oder sind dem erkrankten Elternteil zu verbunden, um genügend auf sich aufmerksam machen zu können und sich selbstständig

Hilfe zu holen. Da sich aber die psychische Belastung der Kinder, bedingt durch die elterliche Erkrankung, wie in einem Teufelskreis auf die Symptomatik der Kinder auswirkt und diese wiederum einen negativen Einfluss auf die psychische Erkrankung der Eltern ausüben, ist es notwendig, dass Probleme rechtzeitig und umfassend erkannt werden. Als hilfreich erweisen sich hier u. a. standardisierte Diagnoseinstrumente, welche das Ausmaß an Belastung und deren Folgen sichtbar machen.

6.3.4 Bindung und Resilienz in der Familienberatung

Bindung

Dass Kinder psychisch kranker Eltern häufiger unsicher bzw. desorganisiert gebunden sind, ist grundsätzlich keine neue Erkenntnis und wurde bereits in etlichen Untersuchungen nachgewiesen (vgl. u. a. VAN IJZENDOORN & SCHUENGEL, 2001). Dass Bindungssicherheit aber auch in direktem Zusammenhang steht mit dem Belastungslevel aufgrund elterlicher Aufgaben und Pflichten, der zudem bei psychisch kranken Eltern erhöht ist, wurde in diesem Zusammenhang bislang nicht erforscht, v. a. nicht bei Klienten einer Familienberatungsstelle. Interessant erscheint zudem, dass im Vergleich zu unsicheren und desorganisierten Bindungsmustern die Lebensqualität der Kinder von den Eltern höher eingeschätzt wird, wenn sie eine sichere Bindungsstrategie aufweisen. Diese höhere Lebensqualität bei sicher gebundenen Kindern wird zwar auch von den Kindern so bewertet, allerdings gibt es im Gegensatz zur Elterneinschätzung keinen signifikanten Unterschied zu den desorganisierten Kindern. Kinder mit Desorganisation scheinen die Folgen ihrer Verunsicherung entweder nicht in der Tragweite wahrzunehmen, leiden unter ihrem Zustand nicht so sehr wie die Eltern oder es zeigen sich hier die vielfach die in der Resilienzforschung beschriebenen eingeschränkten Mentalisierungsfähigkeiten (FONAGY et al., 2008). Dies sind allerdings lediglich theoretische Überlegungen und konnten mit dieser Erhebung nicht weiter verfolgt werden.

Ähnliche Ergebnisse zeigen sich, wenn nicht die Bindungsrepräsentationen, sondern die Kategorien der Bindungsstörung herangezogen werden, die durch die Eltern im Screeningverfahren erfasst wurden. Hier weisen die sicher gebundenen Kinder bei der reaktiven Bindungsstörung eine deutlich höhere Lebensqualität auf, und zwar sowohl in der Selbsteinschätzung als auch in der Fremdeinschätzung durch die Eltern. Bei der enthemmten Bindungsstörung zeigt sich dieser Effekt allerdings nicht.

Nicht zu klären ist der kausale Wirkungszusammenhang von Bindung und Lebensqualität. Führen Verunsicherungen in der Bindungsstrategie bei den Kindern dazu, dass die betroffenen Kinder ihre Lebensqualität geringer einschätzen oder führt eine überdauernde schlechtere Lebensqualität, d.h. chronisch mehr Schwierigkeiten in der Schule oder mit Freunden, Probleme in der Familie, Unzufriedenheit mit sich selbst, unausgeglichener mit der eigenen Laune oder Beeinträchtigungen mit der Gesundheit letztendlich zu einem geringeren Vertrauen in die Hilfestellung anderer?

Was lässt sich daraus für die Arbeit mit Familienberatungsstellen ableiten?

Seit den 1960er-Jahren orientiert sich deren Arbeit an einer emanzipatorisch systemischen Grundhaltung. Inhaltliche Zielsetzung mit den Familien ist u.a. die klassische Hilfe zur Selbsthilfe, gewaltfreie Erziehung, Entwicklung eines liebevollen und gleichzeitig richtungsweisenden Erziehungsverständnis sowie der feinfühlige Aufbau sicher Bindungen auf der Grundlage der Ressourcen der KlientInnen im Sinne der Resilienzforschung (Scheuerer-Englisch, 2018).

Die Eltern-Kind-Bindung spielt dabei eine zentrale Rolle. Ohne eine Lösung der Konflikte in der Eltern-Kind-Beziehung ist eine erfolgreiche Beratung von Eltern oft langfristig nicht effektiv und erfolgreich. Die Bindungsdiagnostik und bindungsorientierte Arbeit stellt somit einen wichtigen Teil der Arbeit dar.

Leider scheint konkretes Bindungswissen und die Anwendung bindungstheoretischer Kenntnisse bei den Fachkräften in der Erziehungsberatungslandschaft in der Praxis noch keine allzu große Rolle zu spielen. Und das, obwohl psychosoziale Entwicklung und auffälliges Beziehungsverhalten von den Erziehungsberatern am zweithäufigsten nach systemischen Konzepten mit der Bindungstheorie erklärt wird. Trotzdem ist die Bindungstheorie nach Berg (2013) in Teilen der Erziehungsberatung angekommen, die Bindungsdiagnostik sogar bei einer breiteren Masse der Fachkräfte. Es gilt nun nach Lösungen zu suchen, durch die es gelingt, das theoretische Wissen in die praktische Beratungsarbeit einfließen zu lassen. Die Zusammenhänge zwischen Bindungsverhalten, Verhaltensauffälligkeiten und Erziehungsverhalten sind eindeutig und es gibt erste empirische Befunde zu den Auswirkungen von systemischer Familienberatung und Therapie auf die Bindungssicherheit und Verhaltensprobleme von Kindern sowie das Erziehungsverhalten der Eltern (Berg, 2019).

Bindungstheoretisches Wissen im Rahmen der Familienberatung kann Hilfe, Unterstützung, einen fachlichen Rahmen und eine Erweiterung des methodischen Spektrums in der Diagnostik und Intervention auf mehreren Ebenen bieten:

Ebene 1: Bindungsbasierte Haltung und Handeln des professionellen Helfers

Die Bindungstheorie bietet sowohl Anregungen für die persönliche Haltung und das konkrete Handeln des professionellen Helfers als auch für die strukturellen Bedingungen der Institution (Gahleitner, 2014). Diese reichen von der Ermöglichung längerfristiger, kontinuierlicher Beratungsprozesse (»Aufbau von Vertrauen beim Klienten: Klienten Wurzeln schlagen lassen«), über das Sich-zur-Verfügung-Stellen als emotional verfügbarer Gesprächspartner (»Beziehung anbieten, nicht Beratung: Beziehung kommt vor Beratung«) bis hin zu modifizierten Reaktionen bei Nichterscheinen des Klienten (»Anruf und Nachfrage: Bieten eines neues Termins ohne Vorwurf und Konsequenzen«), Umgang mit Krisensituationen (»Handynummer für den Notfall geben«), Umgang mit Unterbrechungen und Urlaub des Beraters (»Anruf z. B. zu Beginn der Weihnachtsferien, Arbeit mit Übergangsobjekten) bis hin zu Beendigung von Beratungsprozessen (»Hausarztprinzip: Klient kann immer wieder kommen«).

Zu berücksichtigen ist dabei, dass Berater keine Bindungsbeziehungen ersetzen und nicht in Konkurrenz zu realen Personen gehen sollen. Die Klienten sollen lediglich dabei unterstützt werden, angemessene Bindungserfahrungen in ihrem realem Umfeld zu machen.

Ebene 2: Bindungsarbeit in der Erwachsenen- und Paararbeit

Die leitendenden Fragen für Berater in Familienberatungsstellen an dieser Stelle lauten: Wie werden belastende Gefühle bei dem Paar gegenseitig reguliert und was können wir als professioneller Helfer dem Elternehepaar an konkreten Methoden zum Aufbau und zur Stabilisierung ihrer Beziehung an die Hand geben?

Neben dem Einsatz von speziellen Fragebogeninstrumenten wie z. B. den Bielefelder Bogen für Partnerschaftserwartungen (Höger & Buschkämper, 2002) oder der Revised Adult Attachment Scale AAS-R (Schmidt et al., 2016), welche die Bindungsmuster und Erwartungen an den Partner bzw. enge Beziehungen außerhalb von Partnerschaften messen, dient auch der Einsatz der Skala Partnerschaft des Elternbelastungsinventar dazu, deutlich zu machen, inwieweit sich ein Elternteil durch den anderen belastet fühlt (Tröster, 2011). Dadurch ist es im Beratungsprozess noch gezielter möglich, passgenaue Hilfestellungen für die Stabilisierung der Partnerbeziehung zu bieten.

Die Beziehung zwischen Erwachsenen ist im Vergleich zur Bindungsbeziehung zwischen Erwachsenen und Kinder symmetrisch. Neben dem Bedürfnis nach Trost, Wärme, Zuwendung und Sicherheit kommen bei Erwachsenen weitere Komponenten wie Sexualität, intellektuelle Interessen, Hobbys, gemeinsame Haltungen, Zielsetzungen und Einstellungen hinzu, die für die Beziehungsgestaltung von Bedeutung sind (von Sydow, 2016). Erwachsenenbeziehungen sind dabei weniger langlebig als Eltern-Kind-Beziehungen und Trennungen haben einen größeren Stellenwert.

Die Einteilungen der Bindungsmuster im Erwachsenenbereich entsprechen grundsätzlich den Bindungsmustern bei Kindern (vgl. u. a. Gloger-Tippelt, 2001). Die zur Einteilung gängigen Diagnoseinstrumente, wie z. B. das Adult Attachment Interview AAI von Mary Main & Solomon (1990) oder auch das Adult Adjective Projektive (George & West, 2012) setzen für eine reliable Diagnosestellung zwar eine meist sehr umfangreiche Ausbildung voraus. Für eine subjektiv-klinische Einschätzung im Rahmen einer umfassenden Konzeption bindungsbasierter Arbeit in der Familienberatung können die Instrumente allerdings durchaus gewinnbringend für die tägliche Arbeit mit den Klienten verwendet werden. Voraussetzung ist aber eine intensive Beschäftigung und Übung im Umgang mit den Instrumenten.

Die Analyse von und die Arbeit mit Bindungsmustern bei Paaren durch die Sichtbarmachung mithilfe der Fragebögen, Interviews, projektiven Verfahren oder auch Genogrammarbeit führt zu einem erweiterten Verständnis der Motive des Handelns, des verinnerlichten Denkens und Fühlens des Gegenübers aufgrund der gemachten Erfahrungen in der eigenen Kindheit. Darüber hinaus ergeben sich ganz konkrete beraterisch-therapeutische Anwendungsstrategien für Klienten mit einem spezifischen Bindungsmuster (Gloger-Tippelt, 2001):

So kann die sichere Bindung bei Erwachsenen mit sicher-autonomen Bindungsrepräsentationen als Ressource genutzt werden. Sie wirkt zum einen wie ein Puffer bei emotionalen Belastungen durch eine konstruktive Problembewältigung. Zum anderen bietet sie konkrete Anhaltspunkte, z. B. durch bereits erfolgreich angewandte Bewältigungsstrategien.

Bei einer unsicher-distanzierten (unsicher-vermeidenden) Bindungsstrategie liegt der Fokus zunächst in der Stärkung des Selbstwertes des Ratsuchenden durch empathisches Verstehen. Weiterhin sollen neue positive Erfahrungen durch eine akzeptierende Haltung des Beraters ermöglicht werden. Dies fördert, dass negative Gefühle integriert werden können, die häufig aus vergangenen Erfahrungen von Zurückweisung resultieren, aber bislang nicht ausreichend gezeigt und gelebt werden durften. Auch ein möglicherweise übersteigertes Autonomiebestreben und eine idealisierte Selbstdarstellung kann bei Kenntnis des vorhandenen distanzierten Bindungsmusters als Ressource statt als Abwehr thematisiert werden. Der Berater hat dabei die Aufgabe, Bereiche, die mit schmerzhaften Erfahrungen und negativer Selbstbewertung verknüpft sind, behutsam anzusprechen und die Kontaktaufnahme und das Herstellen einer vertrauensvollen therapeutischen Beziehung behutsam zu gestalten. Das Vorgehen erfordert dabei aber durchaus ein aktiveres Vorgehen, da die Bedürfnisse nach Unterstützung und Zuwendung vom unsicher-distanzierten Klienten oft nur schwer zugelassen und verständlich gemacht werden können, wenn sie ihm überhaupt bewusst sind.

In der Arbeit mit Klienten mit unsicher-verwickelten/präokkupierten (unsicher-ambivalenten) Bindungsrepräsentationen ist es sinnvoll, Situationen aufzugreifen, in denen der Klient in der Vergangenheit die Erfahrung gemacht hat, wie er erfolgreich auf Hilfe anderer zurückgreifen konnte. Dies gilt es im Sinne der Selbstwirksamkeit damit zu verknüpfen. Bei dieser Klientengruppe geht es meist weniger darum, den Zugang zu ihren Gefühlen zu ermöglichen, sondern eher dabei zu unterstützen, diese klar benennen zu können, zu interpretieren und schließlich kognitiv zu regulieren. Ganz entscheidend für bindungsbasierte Beratungsarbeit ist es, eine möglichst hohe Verlässlichkeit in der therapeutischen Beziehung zu gewährleisten, damit das Vertrauen in den Berater gestärkt wird. In diesem Rahmen können und sollten kritische Situationen, wie z. B. Beendigungen von Beratungsprozessen, Begrüßungen, Abschied oder auch Urlaube mit dem Klienten besprochen und wenn möglich sogar gemeinsam geplant werden.

Und schließlich gibt es die zahlenmäßig nicht geringe und im Betreuungsaufwand meist stark fordernde Gruppe von Klienten mit einem unverarbeiteten/traumatisierten Bindungsstatus (Desorganisation) in der Familienberatung. Die Zielsetzung liegt hier so gut wie immer in der emotionalen Stabilisierung durch verbesserte Emotionsregulierung und die Optimierung der Mentalisierungsfähigkeit (Fonagy, 2017). Nicht selten müssen die Klienten intensiv dabei unterstützt und begleitet werden, Traumata zu verarbeiten, um eine Veränderung der Bindungsqualität zu erreichen. Grundlegend dafür ist, dass die therapeutische Beziehung als absolut sichere Basis erlebt wird.

Ebene 3: Bindungsbasierte Interventionen in der ambulanten Arbeit mit Eltern und Kindern

Die dritte Ebene zum Thema Bindung in der Familienberatung betrifft die Arbeit mit Eltern und Kindern.

Kinder psychisch kranker Eltern sind neben einem dysfunktionalen Elternverhalten meist mit einem Mangel an feinfühligem Einfühlungsvermögen, physischer und psychischer Verfügbarkeit und Zuverlässigkeit seitens der erwachsenen Bezugspersonen konfrontiert. Den belasteten Eltern gelingt es häufig nicht oder nur deutlich eingeschränkt, als stabile Bindungspersonen zur Verfügung zu stehen, die Schutz und Trost in Situationen bietet, die das Kind mit eigenen Mitteln nicht lösen kann. Die Eltern stellen keinen ausreichend sicheren Ausgangspunkt dar, von dem aus die Kinder die Welt erobern und entdecken können. Wenn überhaupt schaffen sie es meist nur punktuell, ausreichend Aufmerksamkeit und verlässliche Zuwendung zur Verfügung zu stellen und Eltern-Kind-Interaktionen zu gestalten.

Die Kinder machen also wiederholt und über einen längeren Zeitraum hinweg immer wieder die Erfahrung, dass ihre Mütter oder Väter keine verlässliche Unterstützung bieten können. Sie lernen und verinnerlichen, dass Erwachsene nicht hilfreich sind, wenn es darum geht, in belasteten Situationen negative Gefühle zu sortieren, zu regulieren und Lösungen oder wenigstens Erleichterungen für Belastungssituationen zu finden. Dabei kann ein Teufelskreis aus Fehleinschätzungen, Fehlschlüssen und Missverständnissen und damit Belastungen im gemeinsamen Miteinander entstehen, da die Eltern das Verhalten der Kinder als Ablehnung interpretieren und sich selbst in ihrer elterlichen Rolle als gescheitert erleben.

Die Kinder müssen häufig von sich aus die Initiative ergreifen und in eine aktive Helferfunktion gehen, um Nähe und Geborgenheit zu bekommen. Sie müssen sich die Vertrautheit teilweise schwer erarbeiten mit der Folge, dass die eigenen Bedürfnisse auf der Strecke bleiben. Von außen wirkt dies wie eine starke Bindung zwischen Mutter und Kind. Bei genauerer Betrachtung zeigt sich jedoch, dass sich das Kind den Bedürfnissen des erwachsenen Elternteils unterordnen muss und sich ständig darum bemüht, dessen Wünsche zu erfüllen. Das entwicklungsnotwendige Bedürfnis, selbst von Erwachsenen umsorgt und behütet zu werden, bleibt auf der Strecke. Die Folgen für die Kinder sind unsichere oder desorganisierte Bindungsmuster mit Verhaltensauffälligkeiten oder Störungen der kognitiven, emotionalen oder sozialen Entwicklung.

Eine gute Anbindung an die Familienberatung, sich dort sicher, wohl und aufgehoben zu fühlen und die daraus resultierende Bereitschaft Hilfe anzunehmen, stellt nun bereits einen hohen Resilienzfaktor in der bindungsbasierten Arbeit der Familienberatungsstelle dar. Ziel der beraterischen Arbeit ist die Unterstützung bei der Schaffung einer bindungsstabilen, entwicklungsfördernden Umgebung, in der das Kind integriert bzw. eingefügt werden kann. Dafür können praxistaugliche Bindungsdiagnostikverfahren ebenso wie psychoedukatives Handwerkszeug und konkrete Interventionsbausteine verwendet werden.

Als Einsatz von Diagnostikmessverfahren für einen klinischen Eindruck des Beraters eignet sich bei 12 bis 18 Monate alten Säuglingen ebenso ein modifizierter Ablauf einer Fremden-Situation (Ainsworth et al., 1978), wie ab der Geburt bis zu 30 Monate alten Kindern der CARE-Index (Crittenden, 1999). Der CARE-Index ist ein beziehungsorientiertes Verfahren, das die Feinfühligkeit eines Erwachsenen und die Reaktion von Säuglingen darauf in einem dyadischen Kontext beschreibt.

Für 2- bis 5-jährige Kinder gibt es die Fremde-Situation für Kindergarten und Vorschulalter (Berg, 2013), die allerdings nicht unumstritten und wenig verbreitet ist. Ansonsten wurden für diesen Altersbereich bislang leider keine praxistauglichen Methoden entwickelt.

Bei 5- bis 10-jährigen Kindern eignet sich neben dem Seperation Anxiety Test (Klagsbrun et al., 1976) mit den Trennungsbildern vor allem das Geschichtenergänzungsverfahren (Gloger-Tippelt & König, 2016), das auch in der Erziehungsberatungslandschaft inzwischen eine relativ hohe Beliebtheit und Verbreitung erreicht hat (Berg, 2013). Für 8- bis 14-Jährige ist das Child Attachment Interview CAI (Target et al., 2008) und ab 16 bereits eine vereinfachte Version des Adult Attachment Interview AAI (Main & Solomon, 1990) zu empfehlen. Das CAI ist an das AAI angelehnt.

Mit dem Adult Attachment Interview für Erwachsene soll der Berater erfassen können, welcher Bindungsstil beim erwachsenen Elternteil möglicherweise vorherrscht. Das Adult Attachment Interview besteht aus zwanzig Fragen, die sich hauptsächlich auf die Bindung zu Mutter und Vater in der Kindheit beziehen. Außerdem fragt der Interviewer den Klienten nach anderen wichtigen Bezugspersonen in der Kindheit, nach Trennungserfahrungen und möglichen Misshandlungen. Auch im Rahmen von Einschätzungen zur Kindeswohlgefährdung gibt die diagnostische Einschätzung von Bindungsmustern, v. a. der Desorganisation einen Hinweis auf weitergehende Entscheidungen.

An psychoedukativen Methoden wurden neben dem Kreis der Sicherheit von Marvin et al. (2003) in der Zwischenzeit u. a. ein Bilderbuch über Bindungsmuster für Eltern und Fachkräfte (Köhler-Saretzki, 2018) entwickelt. Gerne wird in der Praxis für die Erklärung von Bindung auch das Bild eines Baumes mit Wurzeln oder auch das Bild von Häusern auf mehr oder weniger festem Grund verwendet (Trost, 2014). Die Metapher der Bindungsperson als Basislager von Scheuerer-Englisch (2017) entlastet Eltern und ermöglicht einen neuen Blick auf die Pflichten, Aufgaben und Eingriffsmöglichkeiten in die Entwicklung eines Kindes. Dadurch wird die Elternrolle gestärkt, Sicherheit vermittelt und die elterlichen Belastungen werden reduziert.

Eine der neuesten Entstehungen ist das therapeutische Material einer Bindungs- und Beziehungswippe (Köhler-Saretzki et al., 2019) des Kölner Instituts für Kindertherapie KIKT. Damit ist es möglich, die Bindungs-Explorationsbalance, das Herzstück der Bindungstheorie, einfach, anschaulich und für die Klienten greifbar dazustellen. Die Wippe soll u. a. dazu beitragen, bindungsrelevantes Wissen über die individuellen Auslöser von Bindungs- und Explorationsverhalten zu vermitteln und Risikofaktoren für die Entwicklung und Aufrechterhaltung von potenziell vorliegender Bindungsunsicherheit bei Kindern deutlich zu machen.

An konkreten Interventionsmaßnahmen im Rahmen von Familienberatungsarbeit eignet sich zur Verbesserung der Feinfühligkeit im Umgang mit dem Kind z. B. der Einsatz von Videoarbeit im Rahmen von Marte Meo (Aarts, 2009). Dadurch kann entwicklungspsychologisches Wissen über Bindungsentwicklung, Beziehungsprozesse und Bindungsaufbau am Individuum ressourcenorientiert sichtbar und fassbar gemacht werden.

Auch gibt es umfassende Trainingsprogramme zur Förderung einer sicheren Bindung zwischen Eltern und Kind wie z. B. das SAFE-Programm von Karl Heinz Brisch (2017) oder das STEEP-Programm (Suess et al., 2016), welche auf der Grundlage einer Ressourcen und Resilienzorientierung umfassende Behandlungsprogramm für Eltern darstellen.

Die Bindungstheorie bietet eine Ausrichtung an der Norm der gesunden kindlichen Entwicklung. Diese ist, trotz aller Kritik, wichtig, um sich orientieren zu können und auf eine gesunde Entwicklung hinzuarbeiten und diese zu gewährleisten. Gleichzeitig darf sich natürlich aber auch nicht den unterschiedlichen Wirklichkeiten familiärer Systeme verschlossen oder diese sogar abgewertet werden.

Es geht in der Beratungsarbeit viel mehr darum, gemeinsam mit den Eltern auf die Kinder zu schauen und zu versuchen, sie zu verstehen, ohne zu werten, zu tadeln oder gar zu richten nach dem Prinzip »wait, watch, wonder« (Muir et al., 1999). Im Rahmen bindungssensibler Familienberatungsarbeit gilt es neben der Förderung der Feinfühligkeit für eine sichere Bindungsentwicklung, auch die Spielfeinfühligkeit zu unterstützen. Das heißt, Eltern sollen angeleitet werden, ihre Kinder dabei zu unterstützen, herausfordernde Situationen angstfrei zu bewältigen, Probleme konstruktiv zu meistern und das Erkunden der Welt zu unterstützen. Dafür braucht es Zuversicht, angstfreie Neugier, zu erreichende Ziele und Ideen, ein Belohnen und Verstärken der Versuche und natürlich die Sicherheit, im Notfall als sicherer Hafen zur Verfügung zu stehen. Dass dies psychisch kranken, belasteten Eltern besonders schwerfällt, ist bereits mehrfach erwähnt worden.

Die zu erreichenden bindungsfördernden Zielsetzungen sind mit hoch belasteten Eltern weniger hochzustecken und die Arbeit ist kleinschrittiger und mit häufigeren Misserfolgen durchzogen. Die entscheidende Frage, die es bei diesen Familien in den Blick zu nehmen gilt, ist, wie Bindungsbeziehungen als Regulationshilfe benutzt werden.

Manches Mal dürfte ein Berater im Alltag hier an seine persönlichen Grenzen kommen. Vor allem wenn die belasteten Eltern selbst so viel an bindungsflankierenden Interventionen von den Fachkräften benötigen und aufsaugen, dass beim Endabnehmer Kind trotz Einsicht und gutem Willen letztendlich nicht viel ankommt, da die Maßnahmen nicht umgesetzt werden können. Die Belastungsfaktoren bei den Eltern sind oft so vielfältig, komplex und existenziell hoch, die eigenen Bindungsunsicherheiten so tief verankert, die sozialen Unterstützungssysteme so brüchig, dass die Arbeit an dem Thema Bindung von den Betroffenen zwar durchaus als wichtig erachtet wird, aber im alltäglichen Chaos dann immer wieder in den Hintergrund tritt (treten muss).

Resilienz

Zum Schluss noch ein kurzer, abschließender Blick auf das Thema Resilienz in der Familienberatung. Die Studie hat gezeigt, dass eine hohe Lebensqualität bei den Kindern kompensierend wirkt, sowohl auf die Belastung der Eltern als auch auf die Bindungsrepräsentationen der Kinder und den Zusammenhang zwischen diesen beiden Variablen verringert. Dieser Effekt tritt einschränkend aber nur ein, wenn die Lebensqualität der Kinder von den Eltern hoch bewertet wird. Eine Selbsteinschätzung der Kinder scheint erstaunlicherweise keine messbare Auswirkung zu haben.

Dieses Ergebnis stützt den aktuellen wissenschaftlichen Stand, dass Resilienz ein komplexes Zusammenspiel verschiedener Faktoren ist. Das Vorhandensein eines Ressourcenfaktors führt nicht zu einem vollständigen Schutz gegen Belastungen und widrigen Lebensbedingungen, sondern mildert lediglich im Sinne eines Puffereffektes die Auftretenswahrscheinlichkeit für eine negative Entwicklung ab.

Deutliches Ergebnis ist aber, dass Kinder psychisch kranker Eltern eine geringere Lebensqualität aufweisen, zumindest nach Einschätzung der Eltern. Bei den Kindern variiert diese Wahrnehmung zwar stärker, ist aber in der Tendenz auch beobachtbar. Zu vermuten ist an dieser Stelle, dass für die Kinder nicht allein die psychische Erkrankung eines Elternteils der entscheidende Faktor für die Wahrnehmung der Lebensqualität ist, sondern dass der Umgang der Familie mit der Erkrankung eine Rolle spielt. Also wie Mutter und Vater mit den Kindern und anderen über die Krankheit sprechen, wie kompetent oder hilflos sie reagieren, wenn die Krankheit schlimmer wird, ob sie sich Hilfe und Unterstützung holen, usw. Weiterhin ist aus der Resilienzforschung bekannt, dass die Kompensation durch den gesunden Elternteil, die Beziehungs- und Interaktionsmuster der Familienmitglieder untereinander, die Krankheitsbewältigung und das Krankheitswissen und -verstehen eine große Rolle spielen.

Bei den Eltern wiederum könnten Schuld- und Schamgefühle der ausschlaggebende Punkt sein, warum sie die Lebensqualität ihrer Kinder schlechter einschätzen. Die Tatsache, dass sie in ihrer Wahrnehmung oft nicht die Eltern für ihre Kinder sind, die sie gerne wären, könnte die Bewertung beeinflussen. Auf jeden Fall spielen etliche Faktoren innerhalb des ganzen Familiensystems eine Rolle, was dem Konzept der familiären Resilienz nach Walsh (2003) entspricht.

In der Studie zeigte sich aber kein bedeutender Einfluss weder des schulischen/beruflichen (z. B. Schulabschluss, arbeitssuchend) noch des familiären Status (z. B. alleinerziehend) auf die Daten, obwohl diese Kriterien in anderen Untersuchungen als Risiko- bzw. Schutzfaktor beschrieben wurde (vgl. Kapitel 4.6).

Es ist davon auszugehen, dass, wie in der Literatur beschrieben, bei den psychisch kranken Eltern im Sinne des Mentalisierungskonzeptes weniger gut ausgeprägte Fähigkeiten der Selbstreflexion, Selbstregulierung und der Perspektivübernahme zugrunde liegen. Diese dürften letztendlich dafür verantwortlich sein, dass sie die Resilienz ihrer Kinder unzureichender eingeschätzt und auch ihre elterliche Belastung höher bewertet haben. Dies lässt sich aber mit den Erhebungsmethoden der vorliegenden Untersuchung nicht erfassen.

Für die Familienberatung bedeuten diese Ergebnisse im Grunde genommen ein: Weiter so. Ressourcenorientiertes, systemisch geprägtes Arbeiten mit dem Fokus auf familiäre Prozesse war von jeher ihre Domäne. Mit diesem Konzept war und ist die Familienberatungslandschaft in den letzten Jahrzehnten zufrieden und erfolgreich. Die Frage ist, inwieweit die Wahrnehmung und Einschätzung von Lebensqualität als familiäre Ressource als praxistaugliche und anschauliche Größe sein könnte, um ressourcenorientierte Arbeit sowohl mit den Kindern als auch mit den Eltern noch standardisierter und differenzierter angehen zu können. Die Studie hat auf jeden Fall gezeigt, dass wahrgenommene Lebensqualität als Resilienz in deutlichem Zusammenhang mit anderen Variablen steht. Unterschiedlich hohe Ausprägungen von Lebensqualität korrelieren mit unterschiedlich hohen Ausprägungen von elterlicher Belastung und Bindungssicherheit.

Schließlich wird bei der Beratungsstellenarbeit mit psychisch kranken Familien der Fokus in Zukunft vermutlich noch mehr auf die mentalisierungsbasierten Behandlungsansätze zur Förderung von Resilienz gerichtet werden. Teilweise haben diese in den Beratungsstellen bereits Einzug gefunden, z. B. bei der Durchführung von Elterngruppen (vgl. Lenz, 2019 b).

Literatur

AARTS, M. (2009). Marte Meo – Ein Handbuch.

ABIDIN, R. R. (1995). Parenting Stress Index. Professional manual (3rd edition). Odessa, FL: Psychological Assessment Resources.

AINSWORTH, M., BLEHAR, M., WATERS, E., WALL, S. (1978): Patterns of Attachment. A psychological study of the strange situation. New York: Hilsdale.

ANTONOVSKY, A. (1997). Salutogenese. Zur Entmystifizierung der Gesundheit. Tübingen: dgvt-Verlag.

ARNOLD, J., FEIST-ORTMANN, M. (2019): Evaluation chance for kids. Hilfen für Kinder psychisch- und suchterkrankter Eltern. Institut für Kinder- und Jugendhilfe, Mainz.

Arbeitsgemeinschaft für Kinder- und Jugendhilfe (2010): Kinder von psychisch erkrankten und suchtkranken Eltern. Hamburg: [Format: PDF, Adresse: https://www.agj.de/pdf/5/Kinder_psychisch_kranker_Eltern%20(2).pdf].

BAKERMANS-KRANENBURG, M. J.; VAN IJZENDOORN, M. H., JUFFER, F. (2005). Disorganized infant attachment and preventive interventions: A review and metaanalysis. Infant Mental Health Journal, 26, S. 191–2016.

BATEMAN, A. W. & FONAGY, P. (2008). Psychotherapie Persönlichkeitsstörung. Ein mentalisierungsgestütztes Behandlungskonzept. Gießen: Psychosozial-Verlag.

BATEMAN, A. & FONAGY, P. (2016). Mentalization-based treatment for personality disorders: a practical guide. Oxford: Oxford University Press.

BERG, M. (2019). Die Wirksamkeit systemischer Beratung. Erhöht Erziehungs- und Familienberatung die Bindungssicherheit von verhaltensauffälligen Kindern? V&R unipress, Göttingen.

BERG, M. (2013). Bindungswissen und Bindungsdiagnostik in der Erziehungsberatung. Fragen, Befunde, Perspektiven. ZKS-Verlag, Coburg.

BEARDSLEE, W. R. & PODOREFKY, D. (1988). Resilient adolescents whose parents have serious affective and other psychiatric disorders: Importance of self-understanding and relationships. American Journal of Psychiatry, 145, 63–69.

BENDER, D., & LÖSEL, F. (1997). Protective and risk effects of peer relations and social support on antisocial behaviour in adolescents from multi-problem milieus. Journal of Adolescence, 20, 661–678.

BENDER, D. & LÖSEL, F. (1998). Protektive Faktoren der psychisch gesunden Entwicklung junger Menschen. Ein Beitrag zur Kontroverse um saluto- versus pathogenetische Ansätze. In J. MARGRAF, J. SIEGRIST & S. NEUMER (Hrsg.), Gesundheits- oder Krankheitstheorie? (S. 119–145). Berlin, Heidelberg: Springer.

BENDER, D., LÖSEL, F. (2016). Risikofaktoren, Schutzfaktoren und Resilienz bei Misshandlung und Vernachlässigung. In EGLE, U., JORASCHKY, A. LAMPE, A. SEIFFGE-KRENKE, I., CIERPKA, M. (Hrsg.), Kindesmisshandlung und Vernachlässigung. Ein Handbuch (S. 317–346). Göttingen. Hogrefe.

BOLM, T. (2010). Mentalisieren und Mentalisierungsbasierte Therapie (MBT). Psychotherapie, Bd. 15, Heft 1, 58–62.

BOWLBY, J. (2008). Bindung als sichere Basis. Grundlagen und Anwendung der Bindungstheorie. München: Ernst-Reinhardt Verlag.

BRISCH, K. H. (2019). Bindungsstörungen: Von der Bindungstheorie zur Therapie. Klett-Cotta; 16. Auflage.

Brisch, K.H. (2017). SAFE® – Sichere Ausbildung für Eltern: Sichere Bindung zwischen Eltern und Kind (Deutsch). Klett-Cotta, Stuttgart.

BVerfG, NJW 1982, 1379 in Vlasak 2006, S. 56.

Bohus, M. (2019). Borderline-Störungen. Hogrefe Verlag, Göttingen

Bohus, M., Schehr, K., Berger-Sallawitz, F., Novelli-Fischer, U., Stieglitz, R., Berger, M. (1998). Kinder psychisch kranker Eltern. Eine Untersuchung zum Problembewusstsein im Alltag. In Psychiatrische Praxis, Heft 3, 25. Jahrgang (1998), S. 134–138. Stuttgart, New York: Georg Thieme Verlag.

Bräunig, P., Krüger, S., Rosbander, Y. (2005). Kinder bipolar erkrankter Eltern. Wie sich die bipolare Erkrankung eines Elternteils auf die Kinder auswirkt. Deutsche Gesellschaft für Bipolare Störungen e.V.

Cicchetti, D. & Cohen, D.J. (Eds.) (2006). Developmental psychopathology: Risk, disorder, and adaptation. Hoboken, NJ: John Wiley.

Cicchetti, D. & Rogosch, F.A. (2012). Gene by environment interaction and resilience: Effects of child maltreatment and serotonin, corticotropin releasing hormone, dopamine, and oxytocin genes. Devolemental Psychopathology, 24, 411–427.

Cole-Detke, H., Kobak, R. (1996): Attachment Processes in Eating Disorder and Depression. In: Journal of Consulting and Clinical Psychology, 64 (2), S. 282–290.

Crittenden, P.M. (1999). Klinische Anwendung der Bindungstheorie bei Kindern mit Risiko für psychopathologische Auffälligkeiten oder Verhaltensstörungen. In Suess, G., Pfeifer, W.P. (Hrsg.). Frühe Hilfen: Die Anwendung von Bindungs- und Kleinkindforschung in Erziehung, Beratung und Therapie. Gießen: Psychosozial-Verlag.

Deneke, C. (2016). Wenn psychisch kranke Frauen Mütter werden. In: Ein verrücktes Leben. Hilfen für Kinder und ihre psychisch kranken Eltern (Bundesarbeitsgemeinschaften der Kinderschutz-Zentren e.V.).

Dietzel, A. (2016). Psychisch belastete Familien im Jugendamt. Was brauchen die Familien, was brauchen die Helfer(innen)? In: Ein verrücktes Leben. Hilfen für Kinder und ihre psychisch kranken Eltern (Bundesarbeitsgemeinschaften der Kinderschutz-Zentren e.V.).

Eickhorst, A., Fullerton, B., Schreier, A. (2017). Psychische Belastungen bei Eltern mit Kleinkindern. Faktenblatt 5 zur Prävalenz- und Versorgungsforschung der Bundesinitiative Frühe Hilfen. Herausgegeben vom Nationalen Zentrum Frühe Hilfen (NZFH). Köln.

Esser, G. & Schmidt, M.H. (2017). Die Mannheimer Risikokinderstudie. Idee, Ziele und Design. Kindheit und Entwicklung. Zeitschrift für Klinische Kinderpsychologie, 4, 198–202.

Fraiberg, S. (1998). Die magischen Jahre. Familiäre Beziehungen in der frühen Kindheit. Hamburg: Hoffmann und Campe.

Falkai, P., Wittchen, H.-U. (Hrsg.) (2015). Diagnostisches und statistisches Manual psychischer Störungen DSM-5. 1. Auflage. Göttingen: Hogrefe.

Fonagy, P., Gergely, G., Jurist, E., Target, M. (2017). Affektregulierung, Mentalisierung und die Entwicklung des Selbst. Klett-Cotta Verlag.

Fonagy, P., Gergely, G., Jurist, E.L. & Target, M. (2002). Affect regulation, mentalization, and the development of the self. New York: Other Press.

Fonagy, P., Gergely, G., Jurist, E.L. & Target, M. (2008). Affektregulierung, Mentalisierung und die Entwicklung des Selbst. Stuttgart: Klett-Cotta.

Fremmer-Bombik, E. (2017). Über 30 Jahre Forschung zur Tradierung von Bindung. In Zimmermann, P.; Spangler, G. (Hrsg.): Feinfühlige Herausforderung. Bindung in Familie, Kita, Kinderheim und Jugendhilfe. Gießen: Psychosozial-Verlag.

Gahleitner, S. (2014). Bindung biopsychosozial: Professionelle Beziehungsgestaltung in der Klinischen Sozialarbeit. In: Trost, A. (Hrsg.): Bindungsorientierung in der Sozialen Arbeit. Grundlagen – Forschungsergebnisse – Anwendungsbereiche. Dortmund: Borgmann, S. 55–72.

Gerste, R. (2017). Psychiatrische Störungen: Kinder von Eltern mit bipolarer Erkrankung haben häufiger Schlafstörungen. In Deutsches Ärzteblatt, 48/2017.

George, C., West, M. (2012). The Adult Attachment Projective Picture System. New York: Guilford Press.

Gloger-Tippelt, G.; Schlager, C. (2017). Generalisierte Bindung im Vergleich zur personenspezifischen Bindung zu Mutter und Vater bei fünf-bis achtjährigen Kindern: Eine andere Bindung. In Zimmermann, P.; Spangler, G. (Hrsg.): Feinfühlige Herausforderung. Bindung in Familie, Kita, Kinderheim und Jugendhilfe. Gießen: Psychosozial-Verlag.

Gloger-Tippelt, G., König, L. (2016): Bindung in der mittleren Kindheit. Das Geschichtenergänzungsverfahren zur Bindung 5- bis 8-jähriger Kinder (GEV-B-B). 2. Auflage Beltz Verlag: Weinheim, Basel.

Gloger-Tippelt, G. (2001): Bindung im Erwachsenenalter. Ein Handbuch für Forschung und Praxis. Bern: Huber.

Grossmann, K. E.; Grossmann, K. (2008). Die psychische Sicherheit in Bindungsbeziehungen. Basis für psychologische Anpassungsfähigkeit. In: Familiendynamik, 2008, 33 (3), S. 231–259.

Grossmann, K. E.; Grossmann, K. (2012): Bindungen – das Gefüge psychischer Sicherheit. Stuttgart: Klett-Cotta.

Hautzinger, M., Jong-Meyer, R. (1990). Depressionen. In Reinecker, H.: Lehrbuch der klinischen Psychologie. Göttingen: Hogrefe Verlag.

Hearle, J., Plant, K., Jenner, L., Barkla, J. & McGrath, J. (1999). A survey of contact with offspring and assistance with child care among parents with psychotic disorders. In: Psychiatric Services, 50 (10), 1354–1356.

Hemmerich, W. (2015). StatistikGuru: Cohen's d berechnen. Retrieved from https://statistikguru.de/rechner/cohens-d.html.

Hohm, E., Zohsel, K., Schmidt, M. H., Esser, G., Brandeis, D., Banaschewski, T., Laucht, M. (2017). Beeinträchtigter Start ins Leben. Langfristige Auswirkungen der postpartalen Depression und der Einfluss des mütterlichen Interaktionsverhaltens. Kindheit und Entwicklung. Zeitschrift für Klinische Kinderpsychologie, 4, 210–220.

Holtmann, M. & Schmidt, M. H. (2004). Resilienz im Kinder- und Jugendalter. Kindheit und Entwicklung, 13 (4), 195–200.

Höger, D., Buschkämper, S. (2002). Der Bielefelder Fragebogen zu Partnerschaftserwartungen. In Zeitschrift für Differentielle und Diagnostische Psychologie, 23, S. 83–98.

Irlbauer-Müller, V., Eichler, A., Donhauser, J., Poehlmann, N., Stemmler, M., Moll, G., Kratz, O. (2018). Das Eltern-Belastungs-Inventar (EBI). Einsatz und Nutzen in der Kinder- und Jugendpsychiatrie und -psychotherapie. In Diagnostica 64, S. 37–48.

International Statistical Classification of Diseases and Related Health Problems, ICD-10 (2016): 6. überarbeitete Auflage. Göttingen: Hogrefe.

Jacobi, F., Höfler, M., Strehle, J., Mack, S., Gerschler, A., Scholl, L., Busch, M.A., Maske, U., Hapke, U., Gaebel, W., Maier, W., Wagners, M., Zielasek, J., Wittchen, H.-U. (2014). Psychische Störungen in der Allgemeinbevölkerung. Studie zur Gesundheit Erwachsener in Deutschland und ihr Zusatzmodul Psychische Gesundheit (DEGS1-MH, Bundesgesundheitssurvey).

Julius, H. (2001c). Bindungstheoretisch abgeleitete Interventionen für die schulische Arbeit mit verhaltensgestörten Kindern. Heilpädagogische Forschung, 27, 175–188.

Jungbauer, J. (Hrsg.) (2016). Familien mit einem psychisch kranken Elternteil. Forschungsbefunde und Praxiskonzepte. (2. überarb. und erw. Auflage). Leverkusen: Verlag Barbara Budrich.

Kalisch, R., Müller, M.B. & Tüscher, O. (2015). A conceptual framework for the neurobiological study of resilience. Behavioral and Brain Sciences, 38, e92.

Kindler, Heinz (2011): Frühe Hilfen – auch bei häuslicher Gewalt? In: Jugendhilfe aktuell. H. 1, S. 20–25.

Klagsbrun, M., Bowlby, J. (1976). Responses to separation from parents: A clinical test for young children. In British Journal of Projective Psychology, 21. S. 7–21.

Köhler-Saretzki, T., Lenz, A. (2019). Elterliche Belastung, Bindung Resilienz in der Familienberatung. In Gelingende Hilfen für psychisch kranke Eltern und ihre Kinder. Bundesarbeitsgemeinschaft der Kinderschutz-Zentren e.V.

Köhler-Saretzki, T., Roszak, A. (2019). Lia und das R-Team. Ein Bilderbuch über Resilienz. Köln: BALANCE buch + medien verlag.

Köhler-Saretzki, T., Markwort, I., Wiegel, D. (2018). Starke Kinder brauchen starke Eltern. Wegweiser für Betroffene, Eltern, Therapeuten und Pädagogen. Idstein: Schulz-Kirchner Verlag.

Köhler-Saretzki, T. (2017). Wo ist Wilma? Ein Bilderbuch über Bindungsmuster. Köln: BALANCE buch + medien verlag.

Köhler-Saretzki, T. (2016). Sichere Kinder brauchen starke Wurzeln. Wegweiser für den Umgang mit bindungsbeeinträchtigten Kindern und Jugendlichen. Idstein: Schulz-Kirchner Verlag.

König, L. (2002). Bindung bei sechsjährigen Kindern aus Einelternfamilien. Bindungsrepräsentation, Selbstkonzept und Verhaltensauffälligkeiten im Kontext von Risikobedingungen. Inaugural-Dissertation, Düsseldorf.

Köppe, E.C. (2001). Glückliche Eltern – liebe Kinder? Auswirkungen von Partnerschaft und psychischer Symptomatik der Eltern auf das Verhalten ihrer Kinder. Dissertation, Technische Universität Braunschweig.

Kronmüller, K.T. (2016). Bewältigungsstrategien in Familien mit psychischen Erkrankungen. In: Ein verrücktes Leben. Hilfen für Kinder und ihre psychisch kranken Eltern (Bundesarbeitsgemeinschaften der Kinderschutz-Zentren e.V.).

Laucht, M., Schmidt, M.H., Esser, G. (2002). Motorische, kognitive und sozialemotionale Entwicklung von 11jährigen mit frühkindlichen Risikobelastungen: späte Folgen. Zeitschrift für Kinder- und Jugendpsychiatrie und Psychotherapie, 30, 5–19.

Laucht, M., Esser, G. & Schmidt, M.H. (1994). Parental mental disorder and early child development. European Child and Adolescent Psychiatry, 3, 125–137.

Laucht, M. (1999). Risiko- vs. Schutzfaktor? Kritische Anmerkungen zu einer problematischen Dichotomie. In G. Opp, M. Fingerle & A. Freytag (Hrsg.), Was stärkt Kinder? Erziehung zwischen Risiko und Resilienz (S. 303–314). München: Reinhardt.

Lenz, A. (2019a). Kinder psychisch kranker Eltern – Belastungen, Resilienzen, Basisinterventionen. In Witte, S. (Hrsg.). Erziehungsberatung, Standpunkte, Entwicklungen, Konzepte. Freiburg im Breisgau: Lambertus-Verlag.

Lenz, A. (2019b). Ressourcen psychisch kranker und suchtkranker Eltern stärken. Ein Gruppenprogramm zur Prävention von Kindesmisshandlung und -vernachlässigung. Göttingen: Hogrefe.

Lenz, A. (2019c). Wege zur Resilienz: Kinder und ihre psychisch erkrankten Eltern – Förderung der Resilienz durch Stärkung der Mentalisierungsfähigkeit. Verhaltenstherapie mit Kindern & Jugendlichen. Zeitschrift für die psychosoziale Praxis, 1, 39–53.

Lenz, A., Wiegand-Grefe, S. (2017). Kinder psychisch kranker Eltern. Leitfaden Kinder- und Jugendpsychotherapie (Band 23). Göttingen: Hogrefe.

Lenz, A., Wiegand-Grefe, S. (2016). Ratgeber Kinder psychisch kranker Eltern. Informationen für Betroffene, Eltern, Lehrer und Erzieher. Ratgeber Kinder- und Jugendpsychiatrie (Band 23). Göttingen: Hogrefe.

Lenz, A., Brockmann, E. (2016). Schüler psychisch kranker Eltern. Auswirkungen und Unterstützungsmöglichkeiten im schulischen Kontext. Göttingen: Vandenhoeck & Ruprecht.

Lenz, A. (2014). Kinder psychisch kranker Eltern (2., vollst. überarb. und erw. Auflage). Göttingen: Hogrefe.

Lenz, A. (2012). Psychisch kranke Eltern und ihre Kinder. Bonn: Psychiatrie Verlag.

Lenz, A., Kuhn, J. (2011a): Was stärkt Kinder psychisch kranker Eltern und fördert die Entwicklung? Überblick über die Ergebnisse der Resilienz- und Copingforschung. In: Wiegand-Grefe, S., Mattejat, F., Lenz, A. (Hrsg.): Kinder mit psychisch kranken Eltern. Klinik und Forschung. Göttingen: Vandenhoeck & Ruprecht, S. 269–289.

Lenz, A. (2011). Die Empowermentperspektive in der psychosozialen Praxis. In A. Lenz (Hrsg.), Empowerment. Handbuch für die ressourcenorientierte Praxis (S. 13–38) Tübingen: dgvt-Verlag.

Lenz, A. (2010). Ressourcen fördern – Materialien für die Arbeit mit Kindern psychisch kranker Eltern und ihren Familien. Göttingen: Hogrefe.

Lenz, A. (2008). Interventionen bei Kindern psychisch kranker Eltern. Grundlagen, Diagnostik und therapeutische Maßnahmen. Göttingen: Hogrefe.

Letzring, T.D., Block, J. & Funder, D.C. (2005). Ego-control and ego-resiliency: Generalization of self-report scales based on personality descriptions from acquaintance, clinicians, and the self. Journal of Research in Personality, 39 (4), 395–422.

Lüders, L., Feldmann, R., Jungbauer, J. (2020): Kinder mit FASD in der Schule. Weinheim, Basel: Beltz Verlag.

Luthar, S.S. (2006). Historical overview of childhood resilience: central features. In D. Cicchetti & D.J. Cohen (Ed.), Developmental Psychopathology: Risk, Disorder, and Adaptation (2. Edition, pp. 739–795). New York: John Wiley & Sons.

Masten, A.S. (2001). Ordinary magic: Resilience processes in development. American Psychologist, 56 (3), 227–238.

Masten, A.S. (2007). Resilience in developing systems: Progress and promise as a fourth wave rises. Development and Psychopathology, 19, 921–930.

Masten, A.S. & Obradovic, J. (2008). Disaster preparation and recovery: Lessons from research on resilience in human development. Ecology and Society, 13, 9.

MARVIN, R.S., COOPER, G., HOFFMAN, K., POWELL, B. (2003): Das Projekt »Kreis der Sicherheit«: Bindungsgeleitete Intervention bei Eltern-Kind-Dyaden im Vorschulalter. In: SCHEUERER-ENGLISCH, H.; SUESS, G.J.; PFEIFER, W.P. (Hrsg.): Wege zur Sicherheit – Bindungswissen in Diagnostik und Intervention. Gießen: Psychosozial-Verlag, 25–50.

MAIN, M., SOLOMON, J. (1990). Procedure for identifying infants as disorganizes/disoriented during des Ainsworth Strang Situation. In GREENBERG, M., CICCHETTI, D., CUMMINGS, E.M.: Attachment in the preschool years (S. 121–160). The University of Chicago Press.

MASTEN, A.S., POWELL, J.L. (2003). A Resilience Framework for Research, Policy and Practice. In: LUTHAR, S.S. (Hrsg.): Resilience and Vulnerability: Adaptation in the Context of Childhood Adversities. New York: Cambridge University Press. S. 1–26.

MATTEJAT, F., REMSCHMIDT, H. (2008). Kinder psychisch kranker Eltern. In: Deutsches Ärzteblatt, Jg. 105, Heft 23, Juni 2008.

MATTEJAT, F. (2008): Kinder mit psychisch kranken Eltern. In: MATTEJAT, F., LISOFSKY, B. (Hrsg.): Nicht von schlechten Eltern. Kinder psychisch kranker Eltern. 4. korrigierte und ergänzte Auflage, S. 68–95. Bonn: Psychiatrie Verlag.

MATTEJAT, F., REMSCHMIDT, H. (2006). Inventar zur Erfassung der Lebensqualität bei Kindern und Jugendlichen ILK. Göttingen: Hogrefe.

MINNIS, H., RABE-HESKETH, S., WOLKIND, S. (2002). Development of a brief, clinically relevant, scale for measuring attachment disorders. International Journal of Methods in Psychiatric Research, 11, S. 90–98.

MOREL-KÖHLER, N. (2004). Frühe Mutter-Kind Beziehung und Depressivität. Inaugural-Dissertation. Justus-Liebig-Universität Gießen.

MÖLLER, H.-J., LAUX, G., DEISTER, A. (2013). Duale Reihe: Psychiatrie, Psychosomatik und Psychotherapie. 5. Auflage. Stuttgart: Thieme Verlag.

MUIR, E., LOJKASEK, M., COHEN, N. (1999). Watch, Wait and Wonder: A manual describing a dyadic infant-led approach to problems in infancy and early childhood. Toronto: Hincks-Dellcrest Centre.

MÜNDER, J., MUTHKE, B., SCHONE, R. (2000). Kindeswohl zwischen Jugendhilfe und Justiz. Professionelles Handeln in Kindeswohlverfahren. Münster: Votum.

NACOA Deutschland (2020) – Interessenvertretung für Kinder aus Suchtfamilien e.V., www.nacoa.de.

O'DOUGHERTY, WRIGHT, M., MASTEN, A.S. & NARAYAN, A.J. (2013). Resilience processes in development: Four waves of research on positive adaptation in the context of adversity. In S. GOLDSTEIN & R.B. BROOKS (Eds.), Handbook of resilience in children (pp. 15–37). New York: Springer.

PETERSON, B.S., WANG, Z., HORGA, G., WARNER, V., RUTHERFORD, B. & KLAR, K.W. (2014). Discriminating risik and resilience endophenotypes from lifetime illness effects in familial major depressive disorders. JAMA Psychiatry, 71, 136–148.

PIXA-KETTNER, U. (2007): Elternschaften von Menschen mit geistiger Behinderung in Deutschland. Ergebnisse einer zweiten bundesweiten Fragebogenerhebung.

RAVENS-SIEBERER, U., WILLE, N., BETTGE, S. & ERHART, M. (2007). Psychische Gesundheit von Kindern und Jugendlichen. Ergebnisse aus der Bella-Studie im Kinder- und Jugendgesundheitssurvey. Bundesgesundheitsblatt – Gesundheitsforschung – Gesundheitsschutz, 50, 871–878.

Ravens-Sieberer, U., Bullinger, M. (1998). Assessing health related quality of life in chronically ill children with the German KINDL: first psychometric and content-analytical results. Quality of Life Research, 7 (5) , 399–407.

Reinelt, T., Schipper, M. & Petermann, F. (2016). Viele Wege führen zur Resilienz. Zum Nutzen des Resilienzbegriffs in der Klinischen Kinderpsychologie und Kinderpsychiatrie. Kindheit und Entwicklung, 25, 189–199.

Remschmidt, H., Mattejat, F. (1994): Kinder psychotischer Eltern -eine vernachlässigte Risikogruppe. In: Praxis der Kinderpsychologie und Kinderpsychiatrie 43 (8), S. 295–299.

Riedel, K. (2007): Empathie bei Kindern psychisch kranker Eltern. Dissertation an der Fakultät für Erziehungswissenschaft und Psychologie der Universität Siegen.

Rutter, M. (2012). Resilience as a dynamic concept. Development and Psychopathology, 24, 335–344.

Rutter, M. (1990). Psychosocial resilience and protective mechanisms. In J. Rolf, A. Masten, D. Cicchetti, K. Nuechterlein & S. Weintraub (Eds.), Risk and protective factors in the development of psychopathology (pp. 181–214). Cambridge: University Press.

Rutter, M., Quinton, D. (1984): Parental psychiatric disorders. Effects on children. In: Psychological medicine, 14, S. 853–880.

Scheuerer-Englisch, H. (2018). Die Kernaufgabe von Erziehungsberatungsstellen. Beratung als Hilfe zur Erziehung im Einzelfall für Kinder, Jugendliche, junge Menschen und Erziehungsberechtigte. In Witte, S. (Hrsg.). Erziehungsberatung, Standpunkte, Entwicklungen, Konzepte. Freiburg im Breisgau: Lambertus-Verlag.

Scheuerer-Englisch, H. (2017). Bindungen stärken und Resilienz fördern in der Erziehungsberatung. In Zimmermann, P., Spangler, G.: Feinfühlige Herausforderung. Bindung in Familie, Kita, Kinderheim und Jugendhilfe. Gießen: Psychosozial-Verlag.

Schleiffer, R. (2016). Lernen und Bindung im Kindesalter. Verfügbar unter: http://www.kita-fachtexte.de.

Schmid, M., Kölch, M. (2008). Elterliche Belastung und Einstellungen zur Jugendhilfe bei psychisch kranken Eltern: Auswirkungen auf die Inanspruchnahme von Hilfen. In Praxis der Kinderpsychologie und Kinderpsychiatrie 57 (2008) 10, S. 774–788.

Schmidt, M.H., Petermann, F. & Schipper, M. (2012). Epigenetik – Revolution der Entwicklungspsychopathologie? Kindheit und Entwicklung, 21, 245–253.

Schmidt, S.; Muehlan, H., Brähler, E. (2016). Revised Adult Attachment Scale AAS-R, Deutsche Version, 1. Auflage. Göttingen: Hogrefe.

Schone, R., Wagenblass, S. (2002). Wenn Eltern psychisch krank sind: Kindliche Lebenswelten und institutionelle Handlungsmuster. Weinheim: Beltz-Verlag.

Schreier, A., Wittchen, H., Höfler M., Lieb, R. (2008). Anxiety disorders in mothers and their children: prospective longitudinal community study. Br J Psychiatry 192: 308–309.

Schröder, M., Fux, E., Lüdtke, J., Izat, Y., Bolten, M., Schmid, M. (2019). German Version of the Relationship Problems Questionnaire: Effective Screening for Attachment Disorder. In: Psychopathology, DOI: 10.1159/000504675.

Schröder, M., Fux, E., Lüdtke, J., Izat, Y., Bolten, M., Gloger-Tippelt, G., Suess, G., Schmid, M. (2019). Attachment disorder and attachment theory – Two sides of one medalor two different coins? In: Comprehensive Psychiatry 95 (2019) 152139.

SCKELL, M. (2016). »Wie kann ich trotzdem eine gute Mutter sein?« Familien mit einem psychisch kranken Elternteil in der Familienberatung. In: Ein verrücktes Leben. Hilfen für Kinder und ihre psychisch kranken Eltern (Bundesarbeitsgemeinschaften der Kinderschutz-Zentren e. V.).

SOLLBERGER, D., BYLAND, M. & WIDMER, G. (2008). Erwachsene Kinder psychisch kranker Eltern – Belastungen, Bewältigung und biographische Identität. In A. LENZ & J. JUNGBAUER (Hrsg.), Kinder und Partner psychisch kranker Menschen. Belastungen, Hilfebedarf und Interventionskonzepte (S.157–194). Tübingen: dgvt-Verlag.

STEIN, H., FONAGY, P., FERGUSON, K. S. & WISMAN, M. (2000). Lives through time: An ideographic approach to the study of resilience. Bulletin of the Menninger Clinic, 64, 281–305.

STEIN, H. (2006). Fördert das Mentalisieren die Resilienz? In J. G. ALLEN & P. FONAGY (Hrsg.), Mentalisierungsgestützte Therapie (S. 422–449). Stuttgart: Klett-Cotta.

STOFFERS, J. A., VÖLLM, B. A. & RÜCKER, G. (2012). Psychological therapies for people with borderline personality disorder. London: Wiley & Sons.

Statistisches Bundesamt (2016): Statistiken der Kinder- und Jugendhilfe. Wiesbaden: [Format: PDF, Adresse: https://www.bke.de/content/application/explorer/public/statistik-der-erziehungsberatung/2016/erzieherischehilfeerziehungsb2014.pdf].

STIENSMEIER-PELSTER, J., SCHÜRMANN, M., DUDA, K. (2000). Depressions-Inventar für Kinder und Jugendliche (DIKJ). Handanweisung. 2. überarb. u. neu norm. Aufl. Göttingen: Hogrefe.

SPANGLER, G., ZIMMERMANN, P. (1999): Bindung und Anpassung im Lebenslauf: Erklärungsansätze und empirische Grundlagen für Entwicklungsprognosen. In: OERTER, R., VON HAGEN, C., RÖPER, G., NOAM, G. (Hrsg.): Klinische Entwicklungspsychologie. Ein Lehrbuch. Weinheim: Psychologie Verlags Union. S. 170–194.

SPANGLER, G., ZIMMERMANN, P. (2019). Die Bindungstheorie. Grundlagen, Forschung und Anwendung. Stuttgart. Klett-Cotta.

SROUFE, A., EGELAND, B., CARLSON, E., COLLINS, W. (2005). The Development of the Person: The Minnesota Study of Risk and Adaption from Birth to Adulthood. New York: Guilford.

SUESS, G., BOHLEN, U., CARLSON, E. A., SPANGLER, G., FRUMENTIA MAIER, M. (2016). Effectiveness of attachment based STEEP intervention in a German high risk sample. Attachment & Human Development

TARGET, M., SHMUELI-GOETZ, Y., FONAGY, P., DATTA, A. (2008). The child attachment interview: A psychometric study of reliability and discriminant validity. Developmental Psychology , 44, S. 939–956.

TAUBNER, S. (2015). Konzept Mentalisieren. Eine Einführung in Forschung und Praxis. Gießen: Psychosozial-Verlag.

TAUBNER, S., FONAGY, P. & BATEMAN, A. W. (2019). Mentalisierungsbasierte Therapie. Göttingen: Hogrefe.

TRAUTMANN-VILLALBA, P., HORNSTEIN, C. (2019). Psychische Erkrankungen verstehen: Postpartale Depression. In Gelingende Hilfen für psychisch erkrankte Eltern und Ihre Kinder. Bundesarbeitsgemeinschaft der Kinderschutzzentren e. V. (Hrsg.), Köln.

TROST, A. (2014). Bindungstheorie in der Sozialen Arbeit. Grundlagen – Forschungsergebnisse – Anwendungsbereiche. Dortmund: Borgmann.

TRÖSTER, H. (2011). Eltern-Belastungs-Inventar. Deutsche Version des Parenting Stress Index (PSI) von R. R. Abidin. Göttingen. Hogrefe.

TRÖSTER, H. (2005). Entwicklung eines Fragebogens zur familienbezogenen Lebensqualität (FLQ) für Mütter mit chronisch kranken Kindern. In Kindheit und Entwicklung, 14, S. 69–78.

TRENSCHEL, A.M. (2016). Die Lebenswelt von Kindern bipolar erkrankter Eltern. München: GRIN Verlag.

VAN IJZENDOORN, M.H., SCHUENGEL, C. (2001). Attachment in mental health institutions: A critical review of assumptions, clinical implications, and research strategies. In: Attachment & human development, 3 (3), S. 304–323.

VIGUERA, A.C., COHEN, L.S., BOUFFARD, S. et al. (2002 b). Reproductive decisions by women with bipolar disorder after prepregnancy psychiatric consultation. Am J Psychiatry, 159: 2012–2014.

VOSTANIS, P., GRAVES, A., MELTZER, H., GOODMAN, R., JENKINS, R., BRUGHA, T. (2006). Relationship between parental psychopathology, parenting strategies and child mental health: Findings from the GB national study. In: Social psychiatry and psychiatric epidemiology, 41 (7), S. 509–514.

VON SYDOW, K. (2016). Bindung und Paarbeziehung. In B. STRAUSS & H. SCHAUENBURG (Hrsg.), Bindung in Psychologie und Medizin. Grundlagen, Klinik und Forschung – Ein Handbuch (S. 87–100). Stuttgart: Kohlhammer.

WAGENBLASS, S. & SCHONE, R. (2001). Zwischen Psychiatrie und Jugendhilfe – Hilfe- und Unterstützungsangebote für Kinder psychisch kranker Eltern im Spannungsfeld der Disziplinen. Praxis der Kinderpsychologie und Kinderpsychiatrie, 50 (7), 580–589.

WALSH, F. (2003). Family resilience: A framework for clinical practice. Family Process, 42, 1–18.

WALSH, F. (2016). Strengthening family resilience (3. Ed.). New York: Guilford Press.

WERNER, E., SMITH, R. (2001). Journeys from Childhood to Midlife. Risk, Resilience and Recovery. Ithaca: Cornell University Press.

WERNER, E. (2008). Entwicklung zwischen Risiko und Resilienz. In OPP, G., FINGERLE, M. (Hrsg.): Was Kinder stärkt. Erziehung zwischen Risiko und Resilienz. München. Ernst-Reinhardt Verlag.

WERNER, E.E. & SMITH, R.S. (1982). Vulnerable but invincible: A study of resilient children. New York: McGraw-Hill.

WILLE, N., BETTGE, S., WITTCHEN, H.-U., RAVENS-SIEBERER, U. (2008). How impaired are children and adolescents by mental health problems? Results of the BELLA study. In: European Child & Adolescent Psychiatry, 24 (17), S. 42–51.

ZIEGENHAIN, U., FEGERT, J. (2012). Frühkindliche Bindungsstörungen. In FEGERT, J., EGGERS, C., RESCH, F. (Hrsg.). Psychiatrie und Psychotherapie des Kindes- und Jugendalters. Heidelberg: Springer-Verlag.

ZIMMERMANN, P. (2017). Bindung an den Vater: Eine andere Bindung. In ZIMMERMANN, P., SPANGLER, G. (Hrsg.): Feinfühlige Herausforderung. Bindung in Familie, Kita, Kinderheim und Jugendhilfe. Gießen: Psychosozial-Verlag.

ZOHSEL, K., HOHM, E., ZOHSEL, K., SCHMIDT, M.H., BRANDEIS, D., BANASCHEWSKI, T. & LAUCHT, M. (2017). Langfristige Folgen früher psychosozialer Risiken. Child Behavior Checklist-Dysregulationsprofil als vermittelnder Faktor. Kindheit und Entwicklung. Zeitschrift für Klinische Kinderpsychologie, 4, 203–209.

Kolibri 360 GmbH
Ferdinand-Jühlke-Straße 7
99095 Erfurt, Deutschland
produktsicherheit@kolibri360.de